中草药大全
ZHONG CAO YAO DA QUAN CAI SE TU JIAN
彩色图鉴

林余霖　主编

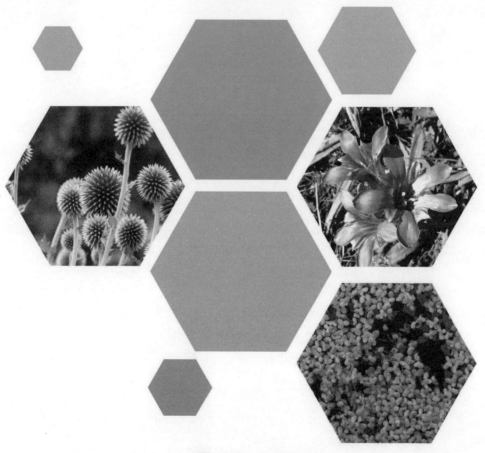

华龄出版社
HUALING PRESS

责任编辑：郑建军
责任印制：李未圻

图书在版编目（CIP）数据

中草药大全彩色图鉴 / 林余霖主编. -- 北京 : 华
龄出版社, 2020.12
　　ISBN 978-7-5169-1851-7

　　Ⅰ.①中… Ⅱ.①林… Ⅲ.①中草药－图谱 Ⅳ.
①R282-64

中国版本图书馆CIP数据核字(2021)第002120号

书　　　名：中草药大全彩色图鉴
作　　　者：林余霖

出版发行：华龄出版社
地　　址：北京市东城区安定门外大街甲57号　　　邮　　编：100011
电　　话：010-58122255　　　　　　　　　　　传　　真：010-84049572
网　　址：http://www.hualingpress.com

印　　刷：水印书香（唐山）印刷有限公司
版　　次：2021年9月第1版　　　2021年9月第1次印刷
开　　本：710mm×1000mm　　1/16　　　印　　张：14
字　　数：200千字
定　　价：69.00元

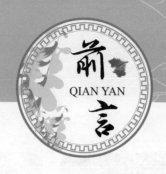

我国中医文化历史悠久、源远流长，为中华民族的繁荣昌盛和人类的身体健康做出了巨大的贡献。中草药是中华民族的国粹之一，是大自然赋予我国人民的宝贵财富。从古至今，我国各族人民都能够充分利用各种草木、花果治疗各种疾病。"神农尝百草"的故事至今依然广为流传，也充分说明了我国民间使用中草药治疗各种疾患的历史十分悠久。各个时期民间医术名人辈出、名方广播，总结出了十分丰富的中草药治疗经验。

中草药是中医预防疾病、治疗疾病的重要手段。中草药具有疗效确切、副作用小等特点，不仅对防治常见病、多发病有较好的疗效，而且还能治疗一些疑难病症，历来被人民群众认可。同时，由于中草药具有收集方便、使用便捷和经济实用等优点，有很多人应用中草药进行保健和治疗。

中草药种类繁多、分布广泛、资源丰富、应用历史悠久，作为天然药物，准确识别是合理使用中草药的前提，但一般群众往往只能认识几种到几十种中草药，这就极大地制约了中草药的广泛应用。为了更好地普及和应用中草药，继承和发掘中国医药文化遗产，使中草药在防治疾病中更好地为人类健康服务，我们本着安全、有效、简便、经济和药物易找、实用的原则，选择

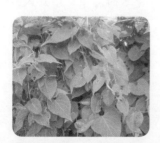
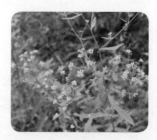
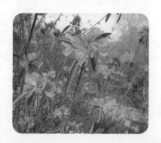

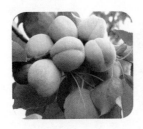 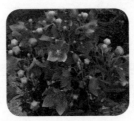 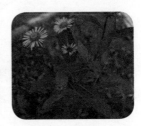

了现当代常用而且疗效确切的中草药品种，并以《中华人民共和国药典》（2020年版）为标准，编成了《中草药大全彩色图鉴》一书。

本书精选了数百种现今常见的中草药，分别从别名、来源、形态特征、生境分布、性味归经、功效主治、用量用法、使用注意等几个方面予以详细介绍。本书重点突出了常用中草药的原植物形态，并配有大量彩色照片，图文并茂，使广大读者能够快速、准确地识别与鉴别常用中草药。

我们衷心希望本书在普及中草药科学知识、提高医疗保健水平、保障人民健康、保护和开发中草药资源方面产生积极作用。同时，也希望在开发利用中草药时，注意生态平衡，保护野生资源及物种。对那些疗效佳、用量大的野生中草药，应逐步引种栽培，建立种植生产基地、资源保护区，有计划轮采，使我国有限的中草药资源能永远延续下去，为人类造福。

希望本书的出版能够起到抛砖引玉的作用，希望有更多的有识之士加入我们的行列，为我国中医药文化的传承和传播尽一份力。另外，由于写作时间有限，书中不妥之处，敬请广大读者批评指正。

编　者

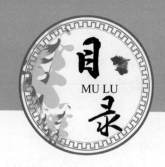

目录 MU LU

解表药
JIE BIAO YAO

发散风寒药

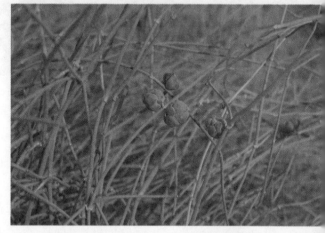

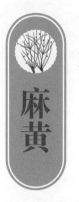

麻黄

别名 龙沙、卑相、狗骨、卑盐。

性味归经 辛、微苦，温。归肺、膀胱经。

【来源】本品为麻黄科植物草麻黄、中麻黄的草质茎。

【植物特征】草麻黄：小灌木，常呈草本状，木质茎短小，匍匐状；小枝圆，对生或轮生，节间长 2.5 ~ 6 厘米，叶膜质鞘状，上部 1/3 ~ 2/3 分离，2 裂（稀 3），裂片锐三角形，反曲。雌雄异

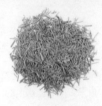

株；雄球花有多数密集雄花，或呈复穗状，雄花有 7～8 枚雄蕊，雌球花单生枝顶，有苞片 4～5 对，上面一对苞片内有雌花 2 朵，雌球花成熟时苞片肉质，红色；种子藏于苞片内，通常为 2 粒。

中麻黄：茎高达 1 米以上，叶上部约 1/3 分裂，裂片通常 3（稀 2）钝三角形或三角形；雄球花常数个密集于节上，呈团状；雌球花 2～3 生于茎节上，仅先端一轮苞片生有 2～3 雌花。种子通常 3 粒（稀 2）。

【生境分布】生长于干燥的山冈、高地、山田或干枯的河床中。分布于吉林、辽宁、内蒙古、河北、河南、山西等地。

【功效主治】发汗散寒，宣肺平喘，利水消肿。用于风寒感冒，胸闷喘咳，风水浮肿。蜜麻黄润肺止咳。多用于表证已解，气喘咳嗽。

【用量用法】2～10 克，煎服。发汗解表宜生用，止咳平喘多炙用。

【使用注意】本品发散力强，多汗、虚喘病人当慎用。能升高血压、兴奋中枢神经系统，故高血压、失眠患者也需慎用。

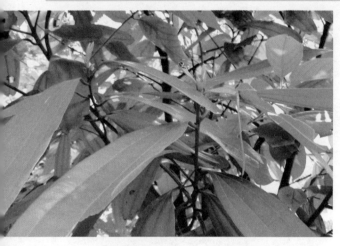

桂枝

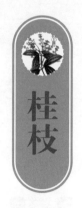

【别名】柳桂、桂枝尖、嫩桂枝。

【性味归经】辛、甘，温。归心、肺、膀胱经。

【来源】为樟科植物肉桂的嫩枝。

【植物特征】常绿乔木，高 12～17 米。树皮呈灰褐色，有芳香，幼枝略呈四棱形。叶互生，革质；长椭圆形至近披针形，长 8～17 厘米，宽 3.5～6 厘米，先端尖，基部钝，全缘，上面绿色，有光泽，下面灰绿色，被细柔毛；具离基 3 出脉，于下面明显隆起，细脉横向平行；叶柄粗壮，长 1～2 厘米。圆锥花序腋生或近顶生，长 10～19 厘米，被短柔毛；花小，直径约 3 厘米；花梗长约 5 毫米；花被管长约 2 毫米，裂片 6，黄绿色，椭圆形，长约 3 毫米，内外密生短柔毛；发育雄蕊 9，3 轮，花药矩圆形，4 室，瓣裂，外面 2 轮花丝上无腺体，花药内向，第 3 轮雄蕊外向，花丝基部有 2 腺体，最内尚有 1 轮退化雄蕊，花药心脏形；雌蕊稍短于雄蕊，子房椭圆形，1 室，胚珠 1，花柱细，与子房几等长，柱头略呈盘状。浆果椭圆形或倒卵形，先端稍平截，暗紫色，长 12 ~ 13 毫米，外有宿存花被。种子长卵形，紫色。花期 5 ~ 7 月，果期至次年 2 ~ 3 月。

【生境分布】生长于常绿阔叶林中，但多为栽培。分布于广东、云南等地。

【功效主治】发汗解肌，温通经脉，助阳化气，平冲降气。用于风寒感冒，脘腹冷痛，血寒经闭，关节痹痛，痰饮，水肿，心悸，奔豚。

【用量用法】3 ~ 10 克，煎服。

【使用注意】本品辛温助热，易伤阴动血，凡外感热病、阴虚火旺、血热妄行等证，均当忌用。孕妇及月经过多者慎用。

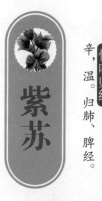

别名 苏叶、全紫苏、紫苏叶。

性味归经 辛，温。归肺、脾经。

紫苏

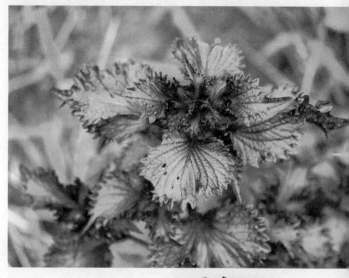

【来源】为唇形科植物紫苏的茎、叶，其叶称紫苏叶，其茎称紫苏梗。

【植物特征】一年生直立草本，高 1 米左右，茎方形，紫色或绿紫色，上部被有紫色或白色毛。叶对生，有长柄；卵形或圆卵形，长 4 ~ 11 厘米，宽 2.5 ~ 9 厘米，先端长尖，基部楔形，微下延，边缘有粗锯齿，两面均带紫色，下面有油点。总状花序顶生或腋生；苞片卵形；花萼钟状，具 5 齿；花冠 2 唇形，红色或淡红色；雄蕊 4 枚，2 强。

【生境分布】生长于山地、路旁、村边或荒地，多为栽培。我国各地均产，分布于江苏、湖北、湖南、浙江、山东、四川等地。

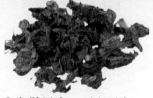

【功效主治】发散风寒，开宣肺气。主治风寒感冒，常与防风、生姜等同用。若兼咳嗽者，常与杏仁、前胡等配伍，共奏宣肺发表、散寒止咳之效，如杏苏散。若表寒兼气滞胸闷者，常与香附子、陈皮等配伍，如香苏散。

【用量用法】5 ~ 9 克，煎服。不宜久煎。

【使用注意】脾虚便溏者慎用紫苏子。

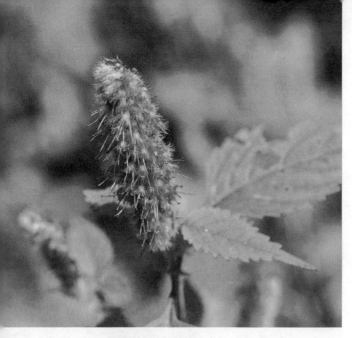

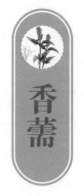
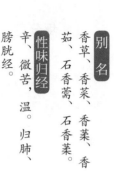

香薷

别名
香草、香菜、香荽、香
茹、石香薷、石香菜。

性味归经
辛、微苦，温。归肺、
膀胱经。

【来源】

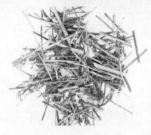

本品为唇形科植物石香薷或江香薷的地上部分。前者习称"青香薷"，后者习称"江香薷"。

【植物特征】青香薷：一年生草本，高15～45厘米。茎多分枝，稍呈四棱形，略带紫红色，被逆生长柔毛。叶对生，叶片线状长圆形至线状披针形，长1.3～2.8厘米，宽2～4厘米，边缘具疏锯齿或近全缘，两面密生白色柔毛及腺点。轮伞花序聚成顶生短穗状或头状，苞片圆倒卵形，长4～7毫米；萼钟状，外被白色柔毛及腺点；花冠2唇形，淡紫色，外被短柔毛；能育雄蕊2；花柱2裂。小坚果4，球形，褐色。

江香薷：多年生草本，高30～50厘米。茎直立，四棱形，污黄紫色，被短柔毛。单叶对生，叶片卵状三角形至披针形，长3～6厘米，宽0.8～2.5厘米，先端渐尖，基部楔形，边缘具疏锯齿，两面被短柔毛，下面密布凹陷腺点。轮伞花序密集成穗状，顶生或腋生，偏向一侧。苞片广卵形，边缘有睫毛，萼钟状，外被白色短硬毛，5齿裂；花冠唇形，淡紫红色至紫红色，外密被长柔毛。雄蕊4枚，2强；子房上位，4深裂。小坚果近卵形或长圆形，棕色至黑棕色。

【生境分布】生长于山野。分布于辽宁、河北、山东、河南、安徽、江苏、浙江、江西、湖北、四川、贵州、云南、陕西、甘肃等地。

【功效主治】发汗解表，化湿和中。用于暑湿感冒，恶寒发热，头痛无汗，腹痛吐泻，水肿，小便不利。

【用量用法】3～10克，煎服。用于发表，量不宜过大，且不宜久煎；用于利水消肿，量宜稍大，且须浓煎。

【使用注意】本品辛温发汗之力较强，表虚有汗及暑热证当忌用。

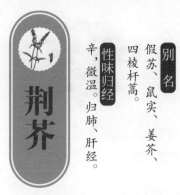
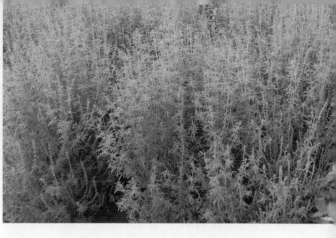

荆芥

【**来源**】为唇形科植物荆芥的地上部分。

【**植物特征**】一年生草本，有香气。茎直立，方形有短毛。基部带紫红色。叶对生，羽状分裂，裂片 3 ~ 5，线形或披针形，全缘，两面被柔毛。轮伞花序集成穗状顶生。花冠唇形，淡紫红色，小坚果三棱形。茎方柱形，淡紫红色，被短柔毛。断面纤维性，中心有白色髓部。叶片大多脱落或仅有少数残留。枝的顶端着生穗状轮伞花序，花冠多已脱落，宿萼钟形，顶端 5 齿裂，淡棕色或黄绿色，被短柔毛，内藏棕黑色小坚果。

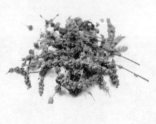

【**生境分布**】全国大部分地区有分布。分布于浙江、山东等地。

【**功效主治**】解表散风，透疹。主治感冒，头痛，麻疹，风疹，疮疡初起。

【**用量用法**】5 ~ 10 克，煎服，不宜久煎。发表透疹消疮宜生用；止血宜炒炭用。荆芥穗更长于祛风。

【**使用注意**】本品性主升散，凡表虚自汗、阴虚头痛忌服。

防风

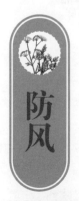

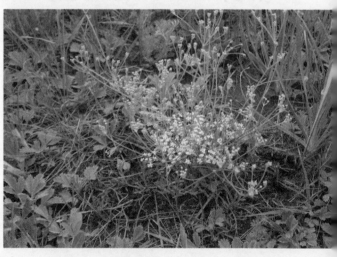

【**来源**】为伞形科植物防风的根。

【**植物特征**】多年生草本，高达80厘米，茎基密生褐色纤维状的叶柄残基。茎单生，二歧分枝。基生叶有长柄，2 ~ 3

回羽裂，裂片楔形，有 3 ~ 4 缺刻，具扩展叶鞘。复伞形花序，总苞缺如，或少有 1 片；花小，白色。双悬果椭圆状卵形，分果有 5 棱，棱槽间，有油管 1，结合面有油管 2，幼果有海绵质瘤状突起。

【生境分布】生长于丘陵地带山坡草丛中或田边、路旁，高山中、下部。分布于东北、内蒙古、河北、湖南等地。

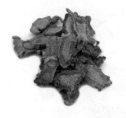

【功效主治】祛风解表，胜湿止痛，止痉。用于感冒头痛，风湿痹痛，风疹瘙痒，破伤风。

【用量用法】5 ~ 10 克，煎服。

【使用注意】本品药性偏温，阴血亏虚、热病动风者不宜使用。

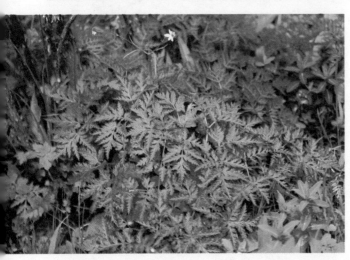

羌活

别名：羌滑、黑药、羌青、扩羌使者、胡王使者。

性味归经：辛、苦，温。归膀胱、肾经。

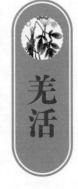

【来源】本品为伞形科植物羌活或宽叶羌活的干燥根茎及根。

【植物特征】多年生草本，高 60 ~ 150 厘米；茎直立，淡紫色，有纵沟纹。基生叶及茎下部叶具柄，基部两侧成膜质鞘状，叶为 2 ~ 3 回羽状复叶，小叶 3 ~ 4 对，卵状披针形，小叶 2 回羽状分裂至深裂，最下一对小叶具柄；茎上部的叶近无柄，叶片薄，无毛。复伞形花序，伞幅 10 ~ 15；小伞形花序有花 20 ~ 30 朵，花小，白色。双悬果长圆形，主棱均扩展成翅，每棱槽有油管 3 个，合生面有 6 个。

宽叶羌活与上种区别点为：小叶长圆状卵形至卵状披针形，边缘具锯齿，叶脉及叶缘具微毛。复伞形花序，伞幅 14 ~ 23；小伞形花序上生多数花，花淡黄色。双悬果近球形，每棱槽有油管 3 ~ 4 个，合生面有 4 个。

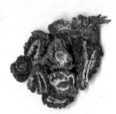

【生境分布】生长于海拔 2600 ~ 3500 米的高山、高原的林下、灌木丛、林缘、草甸。分布于内蒙古、山西、陕西、宁夏、甘肃、四川等地。

【功效主治】解表散寒，祛风除湿，

止痛。用于风寒头痛，头痛项强，风湿痹痛，肩背酸痛。

【用量用法】3 ~ 10克，煎服。

【使用注意】本品气味浓烈，温燥性强，易耗阴血，故表虚汗出、阴虚外感、血虚痹痛者需慎用。过量应用易致呕吐，脾胃虚弱者不宜服用。

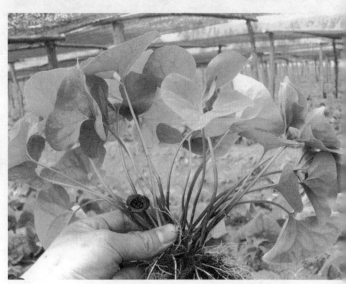

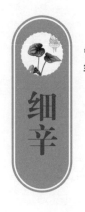

细辛

别名
少辛、小辛、细条、细草、山人参、独叶草、金盆草。

性味归经
辛，温。归心、肺、肾经。

【来源】本品为马兜铃科植物北细辛、汉城细辛或华细辛的根及根茎。前两种习称"辽细辛"。

【植物特征】北细辛：多年生草本，高10 ~ 25厘米，叶基生，1 ~ 3片，心形至肾状心形，顶端短锐尖或钝，基部深心形，全缘，两面疏生短柔毛或近于无毛；有长柄。花单生，花被钟形或壳形，污紫色，顶端3裂，裂片由基部向下反卷，先端急尖；雄蕊12枚，花丝与花药等长；花柱6。蒴果肉质，半球形。

华细辛：与上种类似，唯叶先端渐尖，上面散生短毛，下面仅叶脉散生较长的毛。花被裂片由基部沿水平方向开展，不反卷。花丝较花药长1.5倍。

【生境分布】
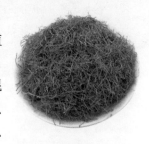
生长于林下腐殖层深厚稍阴温处，常见于针阔叶混交林及阔叶林下、密集的灌木丛中、山沟底稍湿润处、林缘或山坡疏林下的温地。分布于东北。

【功效主治】祛风散寒，祛风止痛，通窍，温肺化饮。用于风寒感冒，头痛，牙痛，鼻塞流涕，鼻衄，鼻渊，风湿痹痛，痰饮喘咳。

【用量用法】1 ~ 3克，煎服。散剂每次服0.5 ~ 1克。外用：适量。

【使用注意】阴虚阳亢头痛、肺燥伤阴干咳者忌用。不宜与藜芦同用。

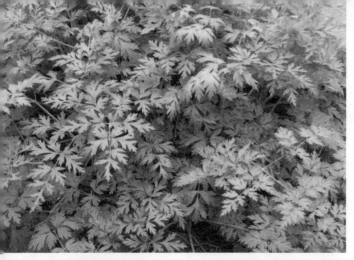

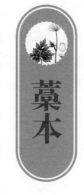

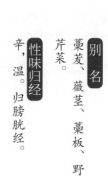

藁本

别名 藁茇、薇茎、藁板、野芹菜。

性味归经 辛，温。归膀胱经。

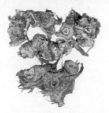

【来源】本品为伞形科植物藁本的干燥根茎及根。

【植物特征】多年生草本，高约1米。根茎呈不规则团块状，生有多数须根。基生叶3角形，2回奇数羽状全裂。最终裂片3～4对，边缘不整齐羽状深裂；茎上部叶具扩展叶鞘。复伞形花序，具乳头状粗毛，伞幅15～22，总苞片及小总苞片线形，小总苞片5～6枚；花白色，双悬果，无毛，分果具5棱，各棱槽中有油管5个。

【生境分布】生长于润湿的水滩边或向阳山坡草丛中。分布于四川、湖北、湖南、陕西等地。

【功效主治】祛风，散寒，除湿，止痛。用于风寒感冒颠顶疼痛，风湿痹痛。

【用量用法】3～10克，煎服。

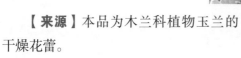

【使用注意】本品辛温香燥，凡阴血亏虚、肝阳上亢、火热内盛之头痛者忌服。

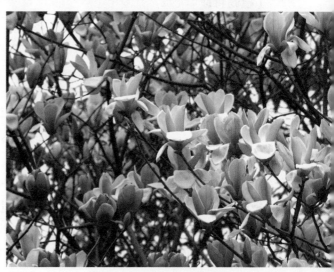

辛夷

别名 房木、木笔花、姜朴花、毛辛夷、紫玉兰。

性味归经 辛，温。归肺、胃经。

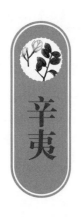

【来源】本品为木兰科植物玉兰的干燥花蕾。

【植物特征】叶片为倒卵形或倒卵状矩圆形，长10～18厘米，宽6～10

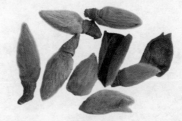

厘米，先端宽而突尖，基部宽楔形，叶背面及脉上有细柔毛。春季开大形白色花，直径10～15厘米，萼片与花瓣共9片，大小近相等，且无显著区别，矩圆状倒卵形。

【生境分布】生长于较温暖地区，野生较少。分布于河南、安徽、湖北、四川、陕西等地。玉兰多为庭院栽培。

【功效主治】散风寒，通鼻窍。用于风寒头痛，鼻塞流涕，鼻衄，鼻渊。

【用量用法】3～10克，包煎；本品有毛，易刺激咽喉，入汤剂宜用纱布包煎。外用：适量。

【使用注意】鼻病因于阴虚火旺者忌服。

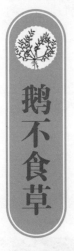

鹅不食草

性味归经 辛，温。归肺经。

别名 石胡荽、满天星、食胡荽、鸡肠草、大救驾、地芫荽。

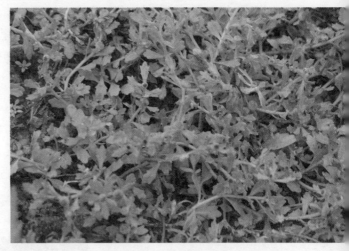

【来源】本品为菊科植物石胡荽的干燥全草。

【植物特征】一年生匍匐状柔软草本，枝多广展，高8～20厘米，近秃净或稍被绵毛。叶互生；叶片小，匙形，长7～20毫米，宽3～5毫米，先端钝，基部楔形，边缘有疏齿。头状花序无柄，直径3～4毫米，腋生；花杂性，淡黄色或黄绿色，管状；花冠钟状，花柱裂片短，钝或截头形。瘦果四棱形，棱上有毛，无冠毛。

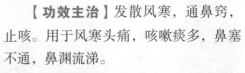

【生境分布】生长于稻田或路旁。产于全国各地。分布于浙江、湖北、广东等地。

【功效主治】发散风寒，通鼻窍，止咳。用于风寒头痛，咳嗽痰多，鼻塞不通，鼻渊流涕。

【用量用法】6～9克。外用：适量。

【使用注意】内服本品对胃有刺激性。

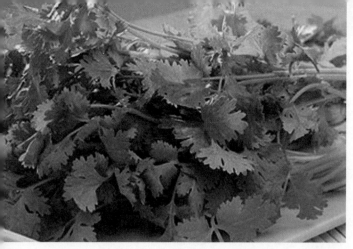

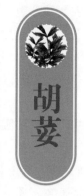

胡荽

别名
胡菜、莞荽、芫荽、香菜、园荽、香荽、莚荽草。

性味归经
辛，温。归肺、胃经。

【来源】本品为伞形科植物芫荽的全草。

【植物特征】一年生或二年生草本，高30～100厘米，全株无毛。根细长，有多数纤细的支根。茎直立，多分枝，有条纹。基生叶一至二回羽状全列，叶柄长2～8厘米；羽片广卵形或扇形半裂，边缘有钝锯齿、缺刻或深裂。伞形花序顶生或与叶对生，花序梗长2～8厘米，无总苞，花白色或带淡紫色，萼齿通常大小不等，卵状三角形或长卵形；花瓣倒卵形。果实近球形。

【生境分布】生长于有机质丰富的土壤里。全国各地均有栽培。

【功效主治】发表透疹，开胃消食。本品辛香疏散，入肺走表，能宣散表邪，以透发疹毒；入胃走里，能疏散郁滞以开胃消食。

【用量用法】3～6克，水煎服。外用：适量。

【使用注意】热毒壅盛而疹出不畅者忌服。

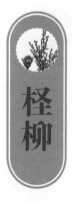

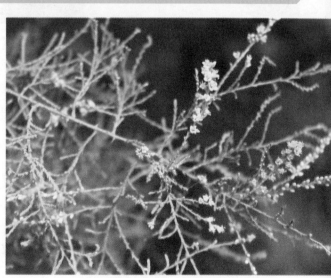

柽柳

别名
三青柳、西河柳、垂丝柳、赤柽木、桧柽柳。

性味归经
甘、辛，平。归心、肺、胃经。

【来源】本品为柽柳科植物柽柳的嫩枝叶。

【植物特征】落叶灌木或小乔木。柽柳的老枝红紫色或淡棕色。叶互生，披针形，鳞片状，小而密生，呈浅蓝绿色。总状花序集生于当年枝顶，组成圆锥状复花序；花小而密，花粉红色。

【生境分布】生长于坡地、沟渠旁。全国各地均有分布，分布于河北、安徽、江苏、湖北、云南、福建、广东等地。

【功效主治】发表透疹，祛风除湿。用于麻疹不透，风湿痹痛。

【用量用法】3～6克。外用：适量，煎汤擦洗。

【使用注意】麻疹已透者不宜使用。用量过大易致心烦、呕吐。

发散风热药

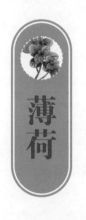

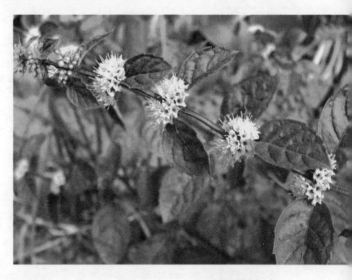

薄荷

别名 南薄荷、蕃荷菜、土薄荷、仁丹草、猫儿薄荷。

性味归经 辛，凉。归肺、肝经。

【来源】为唇形科植物薄荷的干燥地上部分。

【植物特征】多年生草本，高10～80厘米，茎方形，被逆生的长柔毛及腺点。单叶对生，叶片短圆状披针形，长3～7厘米，宽0.8～3厘米，两面有疏柔毛及黄色腺点，叶柄长2～15毫米。轮伞花序腋生；萼钟形，外被白色柔毛及腺点，花冠淡黄色。小坚果卵圆形，黄褐色。

【生境分布】生长于河旁、山野湿地。分布于江苏、浙江、湖南等地。

【功效主治】

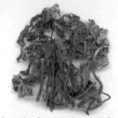

疏散风热，清利头目，利咽，透疹，疏肝行气。用于风热感冒，风温初起，头痛，目赤，喉痹，口疮，风疹，麻疹，胸胁胀闷。

【用量用法】3～6克，入煎剂宜后下。薄荷叶长于发汗解表，薄荷梗偏于行气和中。

【使用注意】本品芳香辛散，发汗耗气，故体虚多汗者不宜使用。

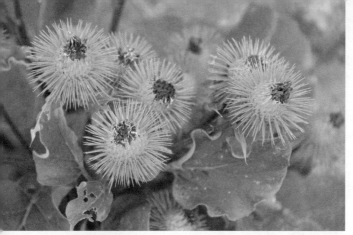

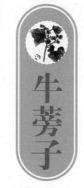

牛蒡子

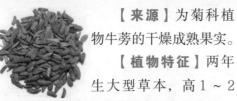

【来源】为菊科植物牛蒡的干燥成熟果实。

【植物特征】两年生大型草本，高1~2米，上部多分枝，带紫褐色，有纵条棱。根粗壮，肉质，圆锥形。基生叶大型，丛生，有长柄。茎生叶互生，有柄，叶片广卵形或心形，长30~50厘米，宽20~40厘米，边缘微波状或有细齿，基部心形，下面密布白色短柔毛。茎上部的叶逐渐变小。头状花序簇生于茎顶或排列成伞房状，花序梗长3~7厘米，表面有浅沟，密生细毛；总苞球形，苞片多数，覆瓦状排列，披针形或线状披针形，先端延长成尖状，末端钩曲。花小，淡红色或红紫色，全为管状花，两性，聚药雄蕊5。瘦果长圆形，具纵棱，灰褐色，冠毛短刺状，淡黄棕色。

【生境分布】生长于沟谷林边、荒山草地中；有栽培。分布于吉林、浙江等地。

【功效主治】疏散风热，宣肺透疹，解毒利咽。用于风热感冒，咳嗽痰多，麻疹，风疹，咽喉肿痛，痄腮，丹毒，痈肿疮毒。

【用量用法】6~12克，煎服。炒用可使其苦寒及滑肠之性略减。

【使用注意】本品性寒，滑肠通便、气虚便溏者慎用。

蝉蜕

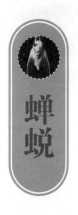

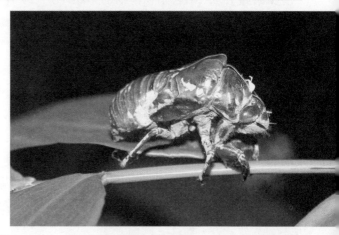

【来源】本品为蝉科昆虫黑蚱的若虫羽化时脱落的皮壳。

【动物特征】黑蚱，体大色黑而有光泽；雄虫长4.4~4.8厘米，翅展约

12.5厘米，雌虫稍短。复眼1对，大型，两复眼间有单眼3只，触角1对。口器发达，刺吸式，唇基梳状，上唇宽短，下唇延长成管状。胸部发达，后胸腹板上有一显著的锥状突起，向后延伸。足3对。翅2对，膜质，黑褐色，半透明，基部染有黄绿色，翅静止时覆在背部如屋脊状。达9节，雄蝉腹部第1节间有特殊的发音器官，雌蝉同一部位有听器。

【生境分布】栖于杨、柳、榆、槐、枫等树上。分布于山东、河北、河南、湖北、江苏、浙江等省。

【功效主治】散风除热，利咽，透疹，明目退翳，解痉。用于风热感冒，咽痛音哑，麻疹不透，风疹瘙痒，目赤翳障，惊风抽搐，破伤风。

【用量用法】3～6克，煎服。或单味研末冲服。一般病症用量宜小；止痉则需大量。

【使用注意】《名医别录》有"主妇人生子不下"的记载，故孕妇当慎用。

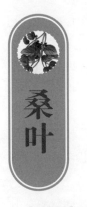

桑叶

别名　黄桑、家桑、荆桑、铁扇子。

性味归经　甘、苦，寒。归肺、肝经。

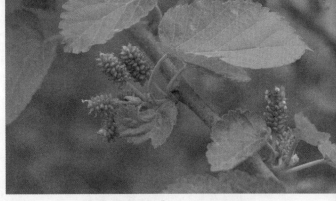

【来源】本品为桑科植物桑的干燥叶。

【植物特征】落叶乔木，偶有灌木。根系主要分布在40厘米的土层内，少数根能深入土中1米至数米。枝条初生时称新梢，皮绿色；入秋后呈黄褐、深褐或灰褐等颜色。桑树的叶互生。形态因品种不同而异，有心脏形、卵圆形或椭圆形等；裂叶或不裂叶；叶缘有不同形状的锯齿；叶基呈凹形或楔形；叶尖锐、钝、尾状或呈双头等。叶片的大小厚薄除与品种有关外，还因季节及肥水情况而有不同，一般春季叶形小，夏秋季叶形大；肥水充足时叶大而厚。

【生境分布】

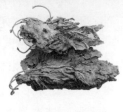

生长于丘陵、田野等处，各地均有栽培。南部各省育蚕区产量较大。

【功效主治】疏散风热，清肺润燥，清肝明目。用于风热感冒，肺热燥咳，头晕头痛，目赤昏花。

【用量用法】5～10克，煎服。或入丸、散。外用：煎水洗眼。桑叶蜜制能增强润肺止咳的作用，故肺燥咳嗽多用蜜制桑叶。

【使用注意】风寒咳嗽勿用。桑叶、菊花解表力逊，治风热表证均可加用其他辛散药，以加强解表功效。

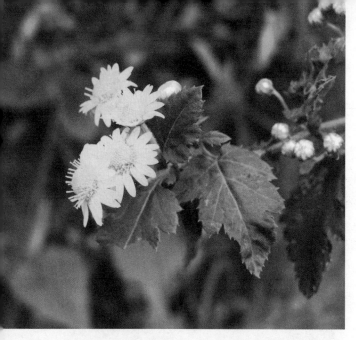

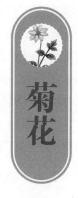

菊花

别名

菊华、金菊、真菊、日精、节花、九华、金蕊、药菊、甘菊。

性味归经

甘、苦，微寒。归肺、肝经。

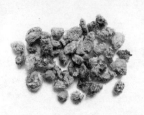

【来源】为菊科植物菊的干燥头状花序。

【植物特征】多年生草本，茎直立，具毛，上部多分枝，高60～150厘米。单叶互生，具叶柄；叶片卵形至卵状披针形，长3.5～5厘米，宽3～4厘米，边缘有粗锯齿或深裂成羽状，基部心形，下面有白色茸毛。

亳菊：花序倒圆锥形，常压扁呈扁形，直径1.5～3厘米。总苞碟状，总苞片3～4层，卵形或椭圆形，黄绿色或淡绿褐色，外被柔毛，边缘膜质；外围舌状花数层，类白色，纵向折缩；中央管状花黄色，顶端5齿裂。

滁菊：类球形，直径1.5～2.5厘米。苞片淡褐色或灰绿色；舌状花白色，不规则扭曲，内卷，边缘皱缩。

贡菊：形似滁菊，直径1.5～2.5厘米。总苞草绿色。舌状花白色或类白色，边缘稍内卷而皱缩；管状花少，黄色。

杭菊：呈碟形或扁球形，直径2.5～4厘米。

怀菊、川菊：花大，舌状花多为白色微带紫色，有散瓣，管状花小，淡黄色至黄色。

【生境分布】喜温暖湿润气候、阳光充足、忌遮荫。耐寒，稍耐旱，怕水涝，喜肥。菊花均系栽培，全国大部分省份均有种植，其中以安徽、浙江、河南、四川等省为主产区。

【功效主治】散风清热，平肝明目，清热解毒。用于风热感冒，头痛眩晕，目赤肿痛，眼目昏花，疮痈肿毒。

【用量用法】5～10克，煎服。疏散风热宜用黄菊花，平肝、清肝明目宜用白菊花。

【使用注意】本品寒凉，气虚胃寒、食减泄泻的患者慎服。

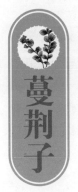

蔓荆子

别名
荆子、荆条子、白布荆、蔓青子、万荆子。

性味归经
辛、苦，微寒。归膀胱、肝、胃经。

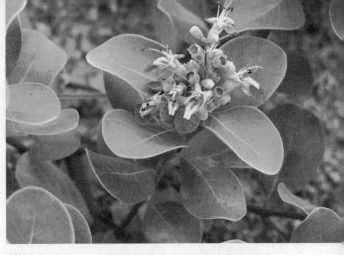

【来源】本品为马鞭草科植物单叶蔓荆或蔓荆的干燥成熟果实。

【植物特征】落叶灌木，高约3米，幼枝方形，密生细柔毛。叶为3小叶，小叶倒卵形或披针形；叶柄较长。顶生圆锥形花序；花萼钟形；花冠淡紫色。核果球形，大部分为宿萼包围。

【生境分布】生长于海边、河湖沙滩上。分布于山东、浙江、福建等地。

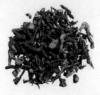

【功效主治】疏散风热，清利头目。用于风热感冒头痛，齿龈肿痛，目赤多泪，目暗不明，头晕目眩。

【用量用法】5~10克，煎服。

【使用注意】鼻病因于阴虚火旺者忌服。

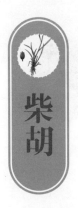

柴胡

别名
菇草、山菜、茈胡、地薰、柴草。

性味归经
辛、苦，微寒。归肝、胆、肺经。

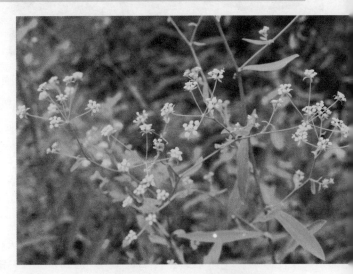

【来源】本品为伞形科植物柴胡或狭叶柴胡的干燥根。按性状不同，分别习称"北柴胡"和"南柴胡"。

【植物特征】多年生草本植物。主根圆柱形，有分歧。茎丛生或单生，实心，上部多分枝略呈"之"字形弯曲。基生叶倒披针形或狭椭圆形，早枯；中部叶倒披针形或宽条状披针形，长3～11厘米，下面具有粉霜。复伞形花序腋生兼顶生，花鲜黄色。双悬果椭圆形，棱狭翅状。

【生境分布】生长于较干燥的山坡、林中空隙地、草丛、路边、沟边。分布于河北、河南、辽宁、湖北、陕西等地。

【功效主治】疏散退热，疏肝解郁，升举阳气。用于感冒发热，寒热往来，胸胁胀痛，月经不调，子宫脱垂，脱肛。

【用量用法】3～10克，煎服。解表退热宜生用，且用量宜稍重，疏肝解郁宜醋炙，升阳可生用或酒炙，其用量均宜稍轻。

【使用注意】柴胡其性升散，古人有"柴胡劫肝阴"之说，阴虚阳亢，肝风内动，阴虚火旺及气机上逆者忌用或慎用。

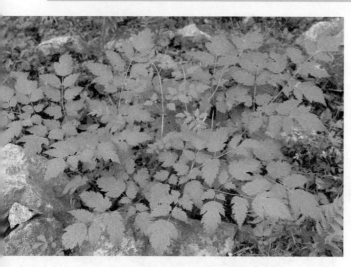

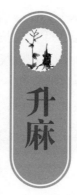

升麻

【别名】周麻、周升麻、绿升麻、鸡骨升麻、鬼脸升麻。

【性味归经】辛、微甘，微寒。归肺、脾、胃、大肠经。

【来源】本品为毛茛科植物大三叶升麻或升麻的干燥根茎。

【植物特征】多年生草木，根茎上生有多数内陷圆洞状的老茎残基。叶互生，2回3出复叶小叶卵形至广卵形，上部3浅裂，边缘有锯齿。圆锥花序具分枝3～20条，花序轴和花梗密被灰色，或锈色的腺毛及柔毛。花两性，退化雄蕊长卵形，先端不裂；能育雄蕊多数，花丝长短不一，心皮3～5，光滑无毛。蓇葖果无毛。

【生境分布】生长在山坡、沙地。

分布于黑龙江、吉林、辽宁等地。

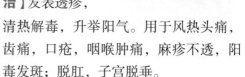

【功效主治】发表透疹，清热解毒，升举阳气。用于风热头痛，齿痛、口疮、咽喉肿痛，麻疹不透，阳毒发斑；脱肛，子宫脱垂。

【用量用法】3～10克，煎服。发表透疹、清热解毒宜生用，升阳举陷宜炙用。

【使用注意】麻疹已透，阴虚火旺，以及阴虚阳亢者，均当忌用。

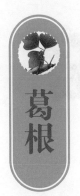

葛根

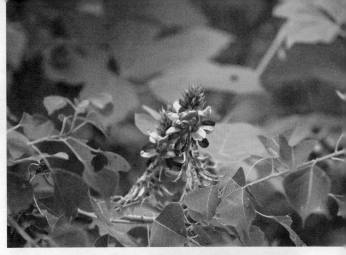

别名
甘葛、干葛、野葛、葛子根、黄葛根、粉葛、葛麻茹。

性味归经
甘、辛，凉。归脾、胃、肺经。

【来源】为豆科植物野葛的干燥根，习称"野葛"。

【植物特征】藤本，全株被黄褐色长毛。块根肥大，富含淀粉。3出复叶，互生，中央小叶菱状卵形，长5～19厘米，宽4～18厘米，侧生小叶斜卵形，稍小，基部不对称，先渐尖，全缘或波状浅裂，下面有粉霜，两面被糙毛，托叶盾状，小托叶针状。总状花序腋生，花密集，蝶形花冠紫红色或蓝紫色，长约1.5厘米。荚果条状，扁平，被黄色长硬毛。完整的根呈类圆柱形。商品多为槽切或纵切的板片。

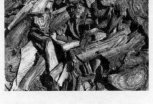

表面黄色或浅棕色，有时可见残存的淡棕色外皮及横长的皮孔。

【生境分布】生长于山坡、平原。分布于湖南、浙江、河南、四川等地。

【功效主治】解肌退热，生津止渴，透疹，升阳止泻，通经活络，解酒毒。用于外感发热头痛、项背强痛，口渴，消渴，麻疹不透，热痢，泄泻，眩晕头痛，中风偏瘫，胸痹心痛，酒毒伤中。

【使用注意】表虚多汗、胃寒者慎用。

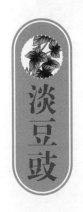

淡豆豉

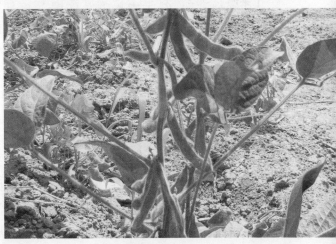

别名
豆豉、淡豉、香豉、大豆豉。

性味归经
苦、辛，凉。归肺、胃经。

【来源】为豆科植物大豆的成熟种子的发酵加工品。

【植物特征】一年生草本，高50～150厘米。茎多分枝密生黄褐色长硬毛。三出复叶，叶柄长达20厘米，密生黄色长硬毛；小叶卵形、广卵形或狭卵形，两侧的小叶通常为狭卵形，长5～15厘米，宽3～8.5厘米。荚果带状矩形，黄绿色或黄褐色，密生长硬毛，长5～7厘米，宽约1厘米。

【生境分布】生长于肥沃的田野。全国各地广泛栽培。

【使用注意】胃虚易泛恶者慎服。

【功效主治】

解表，除烦，宣发郁热。用于感冒、寒热头痛，烦躁胸闷，虚烦不眠。

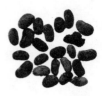

【用量用法】6～12克，煎服。

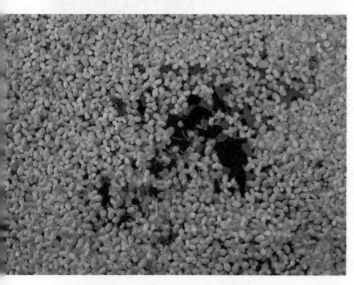

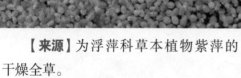

浮萍

别名

水萍、水白、水藓、水苏、萍子草、小萍子、浮萍草。

性味归经

辛，寒。归肺经。

【来源】为浮萍科草本植物紫萍的干燥全草。

【植物特征】紫萍，多年生细小草本，漂浮水面。根5～11条束生，细长，纤维状，浮萍长3～5厘米。花序生于叶状体边缘的缺刻内；花草性，雌雄同株；佛焰苞袋状，短小，2唇形，内有2雄花和1雌花，无花被；雄花有雄蕊2，花药2室，花丝纤细；雌花有雌蕊1，子房无柄，1室，具直立胚珠2，花柱短，柱头扁平或环状。果实圆形，边缘有翅。花期4～6月，果期5～7月。浮萍，浮水小草本。根1条，长3～4厘米，

纤细，根鞘无翅，根冠钝圆或截切状。叶状体对称，倒卵形、椭圆形或近圆形，长1.5～6毫米，宽2～3毫米，

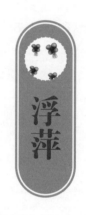

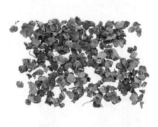

上面平滑，绿色，不透明，下面浅黄色或为紫色，全线，具不明显的3脉纹。叶状体背面一侧具囊，新叶状体于囊内形成浮出，以极短的细柄与母体相连，随后脱落。花单性，雌雄同株，生于叶状体边缘开裂处；佛焰苞翼状，内有雌花1，雄花2；雄花花药2室，花丝纤

细；雌花具1雌蕊，子房巨室，具弯生胚珠1枚。果实近陀螺状，无翅。种子1颗，具凸起的胚乳和不规则的凸脉12～15条。

【生境分布】生长于池沼、水田、湖湾或静水中。全国各地均产。

【功效主治】宣散风热，透疹，利尿。用于麻疹不透，风疹瘙痒，水肿尿少。

【用量用法】3～9克，煎服。外用：适量，煎汤浸洗。

【使用注意】表虚自汗者不宜使用。

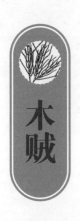

别名 锉草、擦草、无心草、木贼草、节骨草、节节草。

性味归经 甘、苦，平。归肺、肝经。

木贼

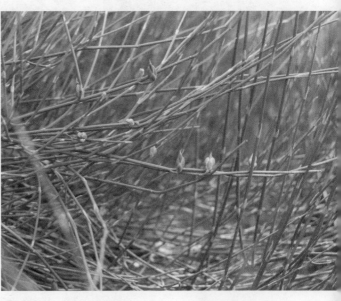

【来源】为木贼科植物木贼的干燥地上部分。

【植物特征】一年或多年生草本蕨类植物，根茎短，棕黑色，匍匐丛生；植株高达100厘米。枝端产生孢子叶球，矩形，顶端尖，形如毛笔头。地上茎单一枝不分枝，中空，有纵列的脊，脊上有疣状突起2行，极粗糙。叶成鞘状，紧包节上，顶部及基部各有一黑圈，鞘上的齿极易脱落。孢子囊生于茎顶，长圆形，无柄，具小尖头。

【生境分布】

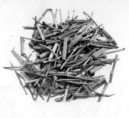

生于河岸湿地、坡林下阴湿处、溪边等阴湿的环境。分布于陕西、吉林、辽宁、湖北及黑龙江等地。以陕西产量大，辽宁品质好。

【功效主治】疏散风热，明目退翳。用于风热目赤，迎风流泪，目生云翳。

【用量用法】3～9克，煎服。

【使用注意】气血虚者慎服。

清热药
— QING RE YAO —

清热泻火药

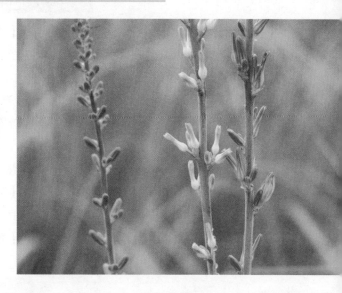

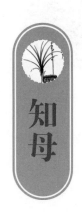

知母

别名
地参、水须、淮知母、穿地龙。

性味归经
苦、甘，寒。归肺、胃、肾经。

【来源】为百合科植物知母的干燥根茎。

【植物特征】多年生草本，根茎横走，密被膜质纤维状的老叶残基。叶丛生，线形，质硬。花茎直立，从叶丛中生出，其下散生鳞片状小苞片，2～3朵簇生于苞腋，成长形穗状花序，花被长筒形，黄白色或紫堇色，有紫色条纹。蒴果长圆形，熟时3裂。种子黑色。毛知母呈长条状，微弯曲，略扁，少有分枝，长3～15厘米，直径0.8～1.5厘米，顶端有残留的浅黄色叶痕及茎痕，习称"金包头"，上面有一凹沟，具环节，节上密生残存的叶基，由两侧向上方生长，根茎下有点状根痕。

【生境分布】生长于山地、干燥丘陵或草原地带。分布于山西、河北、内蒙古等地。

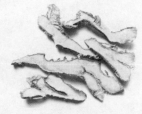

【功效主治】清热泻火，滋阴润燥。用于外感热病，高热烦渴，肺热燥咳，骨蒸潮热，内热消渴，肠燥便秘。

【用量用法】6～12克，煎服。

【使用注意】本品性寒质润，有滑肠作用，故脾虚便溏者不宜用。

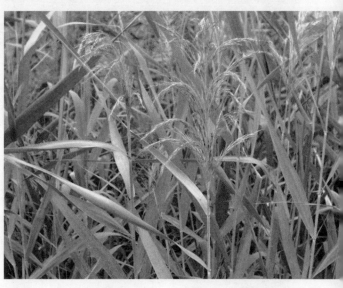

芦根

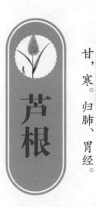

别名 苇根、芦头、苇子根、芦芽根、芦柴头、甜梗子。

性味归经 甘，寒。归肺、胃经。

【来源】为禾本科植物芦苇的新鲜或干燥根茎。

【植物特征】多年生高大草本，具有匍匐状地下茎，粗壮，横走，节间中空，每节上具芽。茎高2～5米，节下通常具白粉。叶2列式排列，具叶鞘；叶鞘抱茎，无毛或具细毛；叶灰绿色或蓝绿色，较宽，线状披针形，粗糙，先端渐尖。圆锥花序大形，顶生，直立，有时稍弯曲，暗紫色或褐紫色，稀淡黄色。

【生境分布】

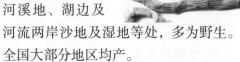

生长于池沼地、河溪地、湖边及河流两岸沙地及湿地等处，多为野生。全国大部分地区均产。

【功效主治】清热泻火，生津止渴，除烦，止呕，利尿。用于热病烦渴，肺热咳嗽，肺痈吐脓，胃热呕哕，热淋涩痛。

【用量用法】15～30克，鲜品用量加倍，或捣汁用。

【使用注意】脾胃虚寒者忌服。

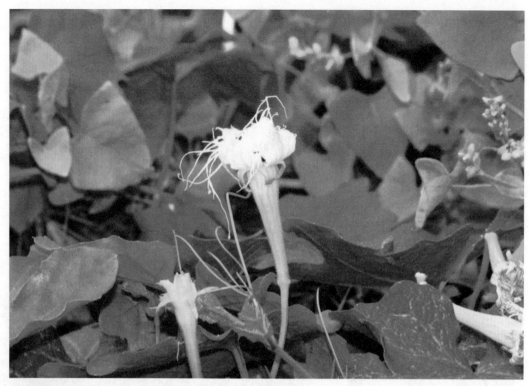

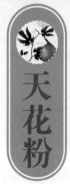

天花粉

别名
白药、蒌根、蒌粉、栝蒌粉、栝楼根、天瓜粉。

性味归经
甘、微苦，微寒。归肺、胃经。

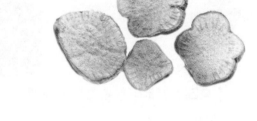

【来源】本品为葫芦科植物栝楼或双边栝楼的干燥根。

【植物特征】多年生草质藤本，根肥厚。叶互生，卵状心形，呈掌状 3 ~ 5 裂，裂片再分裂，基部心形，两面被毛，花单性雌雄异株，雄花 3 ~ 8 排，成总状花序，花冠白色，5 深裂，裂片先端流苏状，雌花单生，子房卵形，果实圆球形，成熟时橙红色。

【生境分布】生长于向阳山坡、石缝、山脚、田野草丛中。分布于河南、山东、江苏、安徽等地。

【功效主治】清热泻火，生津止渴，消肿排脓。用于热病烦渴，肺热燥咳，内热消渴，疮疡肿毒。

【用量用法】10 ~ 15 克，煎服。

【使用注意】不宜与乌头类药材同用。

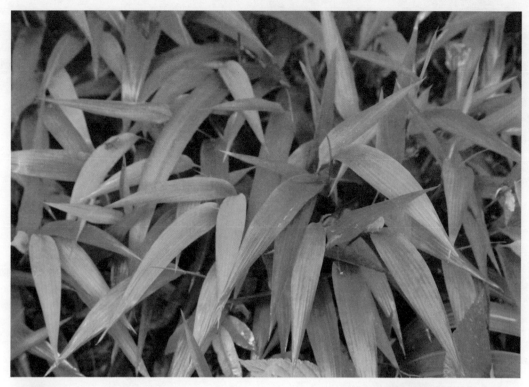

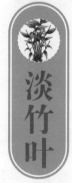

淡竹叶

别名
山鸡米、长竹叶、竹叶麦冬。

性味归经
甘、淡，寒。归心、胃、小肠经。

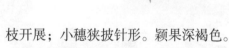

【来源】为禾本科植物淡竹叶的干燥茎叶。

【植物特征】多年生草本，高40～100厘米。根茎短缩而木化。秆直立，中空，节明显。叶互生，广披针形，先端渐尖，基部收缩成柄状，无毛或两面有小刺毛，脉平行并有小横脉；叶舌短小，质硬，具缘毛。圆锥花序顶生，小

枝开展；小穗狭披针形。颖果深褐色。

【生境分布】生长于林下或沟边阴湿处。分布于浙江、安徽、湖南、四川、湖北、广东、江西等地。

【功效主治】清热泻火，除烦止渴，利尿通淋。用于热病烦渴，小便赤涩淋痛，口舌生疮。

【用量用法】6～10克，煎服。

【使用注意】虚寒证忌用。

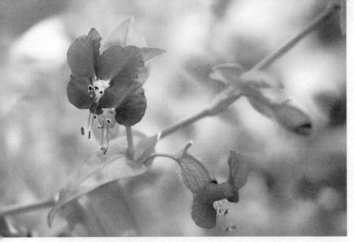

別名

鸡舌草、鸭脚草、竹叶草、竹节草。

性味归经

甘、淡，寒。归肺、胃、小肠经。

鸭跖草

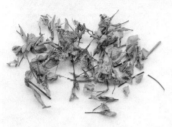

【来源】为鸭跖草科植物鸭跖草的干燥地上部分。

【植物特征】一年生草本，高20～60厘米。茎基部匍匐，上部直立，微被毛，下部光滑，节稍膨大，其上生根。单叶互生，披针形或卵状披针形，基部下延成膜质鞘，抱茎，有缘毛；无柄或几无柄。聚伞花序有花1～4朵；总苞心状卵形，长1.2～2厘米，边缘对合折叠，基部不相连，有柄；花瓣深蓝色，有长爪。蒴果椭圆形。

【生境分布】生长于田野间。全国大部分地区有分布。

【功效主治】清热泻火，解毒，利水消肿。用于感冒发热，热病烦渴，咽喉肿痛，水肿尿少，热淋涩痛，痈肿疔毒。

【用量用法】15～30克，煎服。鲜品60～90克。外用：适量。

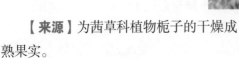

【使用注意】脾胃虚弱者，用量宜少。

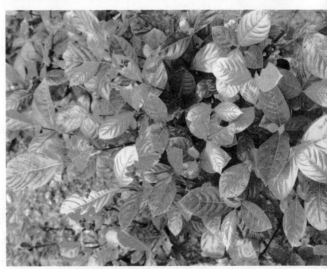

别名

木丹、枝子、黄栀子、山栀子。

性味归经

苦，寒。归心、肺、三焦经。

栀子

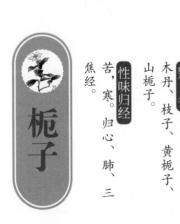

【来源】为茜草科植物栀子的干燥成熟果实。

【植物特征】叶对生或3叶轮生；托叶膜质，联合成筒状。叶片革质，椭圆形、倒卵形至广倒披针形，全缘，表面深绿色，有光泽、花单生于枝顶或叶腋、白色、香气浓郁；花萼绿色。圆筒形，有棱，花瓣卷旋，下部联合呈圆柱形，上部 5 ~ 6 裂；雄蕊通常6枚；子房下位，1 室。浆果，壶状，倒卵形或椭圆形，肉质或革质，金黄色，有翅状纵棱 5 ~ 8 条。

【生境分布】生长于山坡、路旁，南方各地有野生。全国大部分地区有栽培。

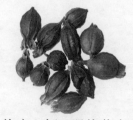

【功效主治】泻火除烦。清热利湿，凉血解毒；外用消肿止痛。用于热病心烦，湿热黄疸，淋证涩痛，血热吐衄，目赤肿痛，火毒疮疡；外治扭挫伤痛。

【用量用法】6 ~ 10克。外用：生品适量，研末调敷。

【使用注意】本品苦寒伤胃，脾虚便溏者不宜用。

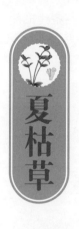

夏枯草

【别名】羊肠菜、铁色草、春夏草、夏枯头、棒槌草、白花草。

【性味归经】辛，苦，寒。归肝、胆经。

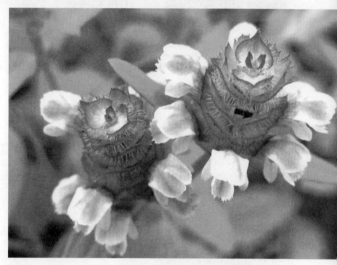

【来源】为唇形科植物夏枯草的干燥果穗。

【植物特征】多年生草本，有匍匐茎。直立茎方形，高约40厘米，表面暗红色，有细柔毛。叶对生，卵形或椭圆状披针形，先端尖，基部楔形，全缘或有细疏锯齿，两面均披毛，下面有细点；基部叶有长柄。轮伞花序密集顶生成假穗状花序；花冠紫红色。小坚果4枚，卵形。

【生境分布】生长于荒地或路旁草丛中。分布于全国各地。

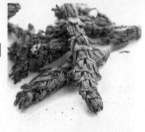

【功效主治】清肝泻火，明目，散结消肿。用于目赤肿痛，目珠夜痛，头痛眩晕，瘰疬，瘿瘤，乳痈，乳癖，乳房肿痛。

【用量用法】9 ~ 15克，煎服，或熬膏服。

【使用注意】脾胃虚弱者慎用。

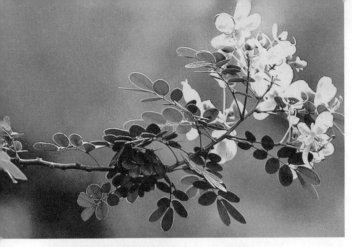

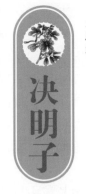

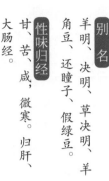

决明子

别名 羊明、决明、草决明、羊角豆、还瞳子、假绿豆。

性味归经 甘、苦、咸，微寒。归肝、大肠经。

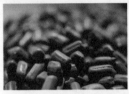

【来源】本品为豆科植物决明的干燥成熟种子。

【植物特征】一年生半灌木状草本；高1～2米，上部多分枝，全体被短柔毛。双数羽状复叶互生，有小叶2～4对，在下面两小叶之间的叶轴上有长形暗红色腺体；小叶片倒卵形或倒卵状短圆形，长1.5～6.5厘米，宽1～3厘米，先端圆形，有小突尖，基部楔形，两侧不对称，全缘。幼时两面疏生柔毛。花成对腋生，小花梗长1～2.3厘米；萼片5，分离；花瓣5，黄色，倒卵形，长约12毫米，具短爪，最上瓣先端有凹，基部渐窄；发育雄蕊7，3枚退化。子房细长弯曲，柱头头状。荚果4，棱柱状，略扁，稍弯曲。长15～24厘米，果柄长2～4厘米。种子多数，菱状方形，淡褐色或绿棕色，有光泽，两侧面各有一条线形的宽0.3～0.5毫米浅色斜凹纹。

【生境分布】生长于村边、路旁和旷野等处。分布于安徽、四川等地。

【功效主治】清热明目，润肠通便。用于目赤涩痛，羞明多泪，头痛眩晕，目暗不明，大便秘结。

【用量用法】9～15克，煎服。用于润肠通便，不宜久煎。

【使用注意】气虚便溏者不宜用。

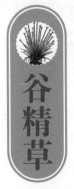

谷精草

性味归经 辛、甘、平。归肝、肺经。

别名 戴星草、天星草、文星草、移星草、流星草、谷精子。

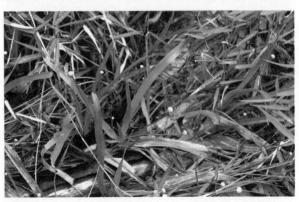

【来源】为谷精草科植物谷精草的干燥带花茎的头状花序。

【植物特征】多年生草本；叶通常狭窄，密丛生；叶基生，长披针状线形，有横脉。花小，单性，辐射对称，头状花序球形，顶生，总苞片宽倒卵形或近圆形，花苞片倒卵形，顶端聚尖，蒴果膜质，室背开裂；种子单生，胚乳丰富。蒴果长约1毫米，种子长椭圆形，有茸毛。

【生境分布】生长于溪沟、田边阴湿地带。分布于江苏、浙江、湖北等地。

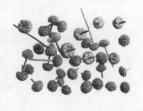

【功效主治】疏散风热，明目退翳。用于风热目赤，肿痛羞明，眼生翳膜，风热头痛。

【用量用法】5～10克，煎服。

【使用注意】阴虚血亏之眼疾者不宜用。

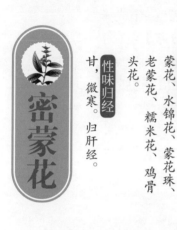

密蒙花

别名：蒙花、水锦花、糯米花、鸡骨头花、老蒙花、蒙花珠。

性味归经：甘，微寒。归肝经。

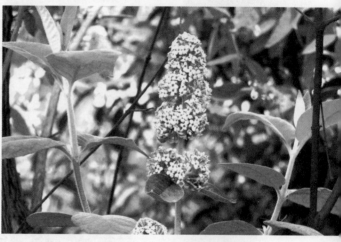

【来源】为马钱科植物密蒙花的干燥花蕾及其花序。

【植物特征】灌木，高约3米，可达6米。小枝微具四棱，枝及叶柄、叶背、花序等均密被白色至棕黄色星状毛及茸毛。单叶对生，具柄；叶片矩圆状披针形至披针形，长5～12厘米，宽1～4.5厘米，先端渐尖，基部楔形，全缘或有小齿。聚伞花序组成圆锥花序，顶生及腋生，长5～12厘米；花小，花萼及花冠密被茸毛；花萼钟形，4裂；花冠淡紫色至白色，微带黄色，筒状，长1～1.2厘米，直径2～3毫米，先端4裂，裂片卵圆形；雄蕊4，近无花丝，着生于花冠筒中部；

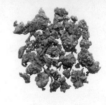

子房上位，2室，被毛，蒴果卵形，2瓣裂。种子多数，细小，具翅。小花序花蕾密集，有花蕾数朵至十数朵。

【生境分布】生长于山坡、河边、丘陵、村边的灌木丛或草丛中。分布于湖北、四川、陕西、河南、云南等地。

【功效主治】清热泻火，养肝明目，退翳。用于目赤肿痛，多泪羞明，眼生翳膜，肝虚目暗，视物昏花。

【用量用法】3～9克，煎服。

【使用注意】肝经风热目疾不宜用。

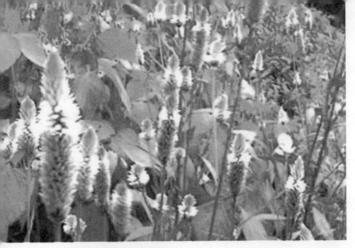

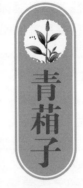

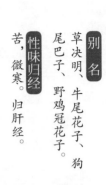

青葙子

别名

草决明、牛尾花子、狗尾巴子、野鸡冠花子。

性味归经

苦,微寒。归肝经。

【来源】为苋科植物青葙的干燥成熟种子。

【植物特征】一年生草本,高达1米。茎直立,绿色或带红紫色,有纵条纹。叶互生,披针形或椭圆状披针形。穗状花序顶生或腋生;苞片、小苞片和花被片干膜质,淡红色,后变白色。胞果卵形,盖裂。种子扁圆形,黑色,有光泽。

【生境分布】生长于平原或山坡。全国大部分地区均有栽培。

【功效主治】清肝泻火,明目退翳。用于肝热目赤,眼生翳膜,视物昏花,肝火眩晕。

【用量用法】9~15克,煎服。

【使用注意】本品有扩散瞳孔的作用,青光眼患者禁用。

清热燥湿药

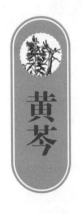

黄芩

别名

宿肠、腐肠、黄金茶根、条芩、子芩、土金茶根。

性味归经

苦,寒。归肺、胆、脾、大肠、小肠经。

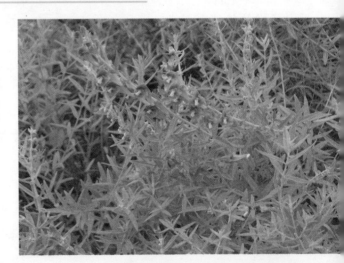

【来源】为唇形科植物黄芩的干燥根。

【植物特征】多年生草本,茎高20~60厘米,四棱形,多分枝。叶披针形,对生,茎上部叶略小,全缘,上面深绿色,无毛或疏被短毛,下面有散在的暗腺点。

圆锥花序顶生。花蓝紫色，二唇形，常偏向一侧、小坚果，黑色。

【生境分布】生长于山顶、林缘、路旁、山坡等向阳较干燥的地方。分布于河北、山西、内蒙古等地。以河北承德所产质量最佳。

【功效主治】清热燥湿，泻火解毒，止血，安胎。用于湿温、暑湿、胸闷呕恶，湿热痞满，泻痢，黄疸，肺热咳嗽，高热烦渴，血热吐衄，痈肿疮毒，胎动不安。

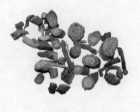

【用量用法】3～10克，煎服。清热多生用，安胎多炒用，清上焦热可酒炙用，止血可炒炭用。

【使用注意】本品苦寒伤胃，脾胃虚寒者不宜使用。

黄连

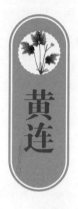

别名 味连、支连、王连、云连、雅连、川连。

性味归经 苦，寒。归心、脾、胃、肝、胆、大肠经。

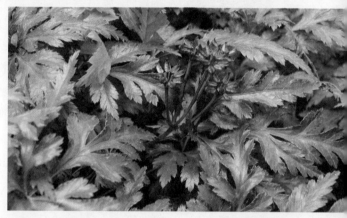

【来源】本品为毛茛科植物黄连的干燥根茎。

【植物特征】多年生草本，高15～25厘米。根茎黄色、成簇生长。叶基生，具长柄，叶片稍带革质，卵状三角形，三全裂，中央裂片稍呈菱形，具柄，长约为宽的1.5～2倍，羽状深裂，边缘具锐锯齿；侧生裂片斜卵形，比中央裂片短，叶面沿脉被短柔毛。花葶1～2，二歧或多歧聚伞花序，有花3～8朵，萼片5，黄绿色，长椭圆状卵形至披针形，长9～12.5毫米；花瓣线形或线状披针形，长5～7毫米，中央有蜜槽；雄蕊多数，外轮比花瓣略短；心皮8～12。蓇葖果具柄。

【生境分布】生长于海拔1000～1900米的山谷、凉湿荫蔽密林中，也有栽培品。分布于四川、甘肃等地。

【功效主治】清热燥湿，泻火解毒。用于湿热痞满，呕吐吞酸，泻痢，黄疸，高热神昏，心火亢盛，心烦不寐，心悸不宁，血热吐衄，目赤，牙痛，消渴，痈肿疔疮；外治湿疹，湿疮，耳道流脓。

【用量用法】2～5克，煎服。外用：适量。

【使用注意】本品大苦大寒，过服久服易伤脾胃，脾胃虚寒者忌用；苦燥易伤阴津，阴虚津伤者慎用。

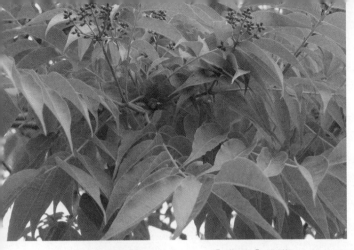

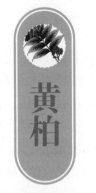
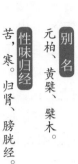

黄柏

别名 元柏、黄檗、檗木。

性味归经 苦，寒。归肾、膀胱经。

【来源】为芸香科植物黄皮树的干燥树皮。

【植物特征】落叶乔木，高 10 ~ 12 米。单数羽状复叶，对生；小叶 7 ~ 15，矩圆状披针形及矩圆状卵形，长 9 ~ 15 厘米，宽 3 ~ 15 厘米，顶端长渐尖，基部宽楔形或圆形，不对称，上面仅中脉密被短毛，下面密被长柔毛，花单性，雌雄异株，排成顶生圆锥花序，花序轴密被短毛；果轴及果枝粗大，常密被短毛；浆果状核果球形，熟时黑色，有核 5 ~ 6。

【生境分布】生长于沟边、路旁，土壤比较肥沃的潮湿地。分布于四川、湖北、贵州、云南、江西、浙江等地。

【功效主治】清热燥湿，泻火除蒸，解毒疗疮。用于湿热泻痢，黄疸尿赤，带下阴痒，热淋涩痛，脚气痿躄，骨蒸劳热，盗汗，遗精，疮疡肿毒，湿疹瘙痒。盐黄柏滋阴降火。用于阴虚火旺，盗汗骨蒸。

【用量用法】3 ~ 12 克，煎服。外用：适量。

【使用注意】本品苦寒伤胃，脾胃虚寒者忌用。

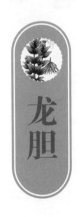

龙胆

别名 胆草、草龙胆、山龙胆、水龙胆、龙须草、龙胆草。

性味归经 苦，寒。归肝、胆经。

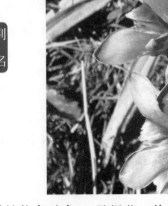

【来源】本品为龙胆科植物条叶龙胆、龙胆、三花龙胆或坚龙胆的干燥根及根茎。前三种习称"龙胆"，后一种习称"坚龙胆"。

【植物特征】多年生草本，全株绿色稍带紫色。茎直立，单一粗糙。叶对生，基部叶甚小，鳞片状，中部及上部的叶卵形或卵状披针形，长2.5～8厘米，宽1～2厘米，叶缘及叶背主脉粗糙，基部抱茎，主脉3条，无柄的花多数簇生于茎顶及上部叶腋；萼钟形，花冠深蓝色至蓝色，钟5裂，裂片之间有褶状三角形副冠片；雄蕊5；花丝基部有宽翅；蒴果长圆形，种子边缘有翅。

三花龙胆与龙胆的不同点是：叶线状披针形，宽0.5～1.2厘米，叶缘及脉光滑不粗糙；花3～5朵簇生于茎顶或叶腋，花冠裂片先端钝。

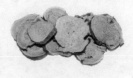

条叶龙胆与三花龙胆近似，不同点是：叶片长圆披针形或条形，叶缘反卷；花1～2朵生于茎顶，花冠裂片三角形，先端急尖。

【生境分布】生长于山坡草地、河滩灌木丛中、路边。分布于东北等地区。

【功效主治】清热燥湿，泻肝胆火。用于湿热黄疸，阴肿阴痒，带下，湿疹瘙痒，肝火目赤，耳鸣耳聋，胁痛口苦，强中，惊风抽搐。

【用量用法】3～6克，煎服。

【使用注意】脾胃虚寒者不宜用，阴虚津伤者慎用。

秦皮

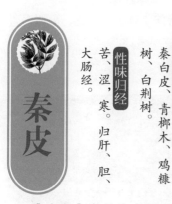

别名 秦白皮、青榔木、鸡糠树、白蜡树。

性味归经 苦、涩，寒。归肝、胆、大肠经。

【来源】本品为木樨科植物苦枥白蜡树、白蜡树、尖叶白蜡树或宿柱白蜡树的干燥枝皮或干皮。

【植物特征】乔木，高10米左右。叶对生，单数羽状复叶，小叶5～9枚，以7枚为多数，椭圆或椭圆状卵形，顶端渐尖或钝。花圆锥形，花小；雄性花两性花异株，通常无花瓣，花轴无毛，雌雄异株。

【生境分布】生长于山沟、山坡及丛林中。分布于陕西、四川、河北等地。

【功效主治】清热燥湿，收涩止痢，止带，明目。用于湿热泻痢，赤白带下，目赤肿痛，目生翳膜。

【用量用法】6～12克，煎服。外用：适量，煎洗患处。

【使用注意】脾胃虚寒者忌用。

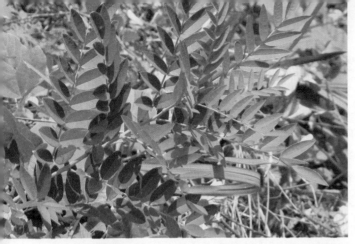

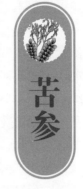

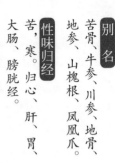

苦参

【别名】苦骨、牛参、川参、地骨、地参、山槐根、凤凰爪。

【性味归经】苦，寒。归心、肝、胃、大肠、膀胱经。

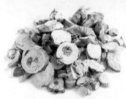

【来源】为豆科植物苦参的干燥根。

【植物特征】落叶灌木，高 0.5 ~ 1.5 米。叶为奇数羽状复叶，托叶线形，小叶片 11 ~ 25，长椭圆形或长椭圆披针形，长 2 ~ 4.5 厘米，宽 0.8 ~ 2 厘米，上面无毛，下面疏被柔毛。总状花序顶生，花冠蝶形，淡黄色，雄蕊 10，离生，仅基部联合，子房被毛。荚果线形，于种子间缢缩，呈念珠状，熟后不开裂。

【生境分布】生长于沙地或向阳山坡草丛中及溪沟边。分布于全国各地。

【功效主治】清热燥湿，杀虫，利尿。用于热痢，便血，黄疸尿闭，赤白带下，阴肿阴痒，湿疹，湿疮，皮肤瘙痒，疥癣麻风；外治滴虫性阴道炎。

【用量用法】4.5 ~ 9 克，煎服。外用：适量，煎洗患处。

【使用注意】脾胃虚寒者忌用，反藜芦。

白鲜皮

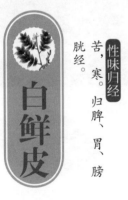

【别名】藓皮、北鲜皮、臭根皮、白膻皮。

【性味归经】苦，寒。归脾、胃、膀胱经。

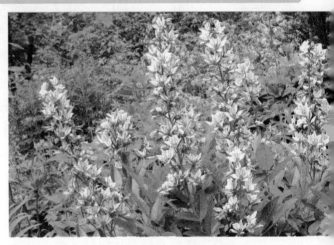

【来源】为芸香科植物白鲜的干燥根皮。

【植物特征】多年生草本，基部木本，高可达 1 米，全株有强烈香气。根肉质，黄白色，多分枝。单数羽状复叶互生，小叶 9 ~ 13，卵形至卵状披针形，边缘有锯齿，沿脉被柔毛，密布腺点（油室），叶柄及叶轴两侧有狭翅。皮呈卷筒状，少有双卷筒状，长 5 ~ 15 厘米，直径 1 ~ 2 厘米，厚 2 ~ 5 毫米。外表面灰白色或淡灰黄色，具细纵纹及细根痕，常有凸起的颗粒状小点，内表面类白色，平滑。质松脆，易折断，折断时有白粉飞扬，断面乳白色，略带层片状，迎光可见细小亮点。

【生境分布】生长于土坡、灌木丛中、森林下及山坡阳坡。分布于辽宁、河北、山东、江苏等地。均为野生。

【功效主治】

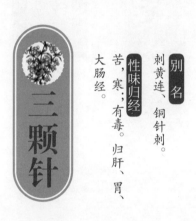

清热燥湿，祛风解毒。用于湿热疮毒，黄水淋漓，湿疹，风疹，疥癣疮癞，风湿热痹，黄疸尿赤。

【用量用法】5～10克。外用：适量，煎汤洗或研粉敷。

【使用注意】脾胃虚寒者慎用。

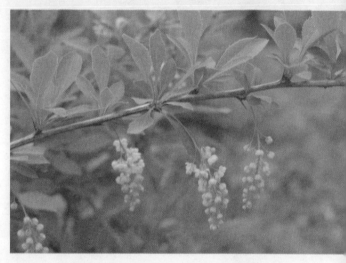

三颗针

别名　刺黄连、铜针刺。

性味归经　苦，寒；有毒。归肝、胃、大肠经。

【来源】为小檗科植物细叶小檗等同属多种植物的干燥根。

【植物特征】落叶灌木，高1～2米，老枝灰褐色，具光泽，幼枝紫褐色，密生黑色疣状突起，刺短小，通常单一，生于老枝或干枝条下端的刺有时3分权，长4～9毫米。叶簇生，无柄，纸质；叶片狭倒披针形或披针状匙形，长1.5～4厘米，宽5～10毫米，先端急尖，基部楔形，全缘，上面鲜绿色，下面淡绿或灰绿色，具羽状脉。总状花序下垂，长3～6厘米，有花6～20朵；萼片6，花瓣状，排成2轮，长圆形或倒卵形；花黄色，外面带红色，直径6毫米，花瓣6，倒卵形，较萼片稍短；雄蕊6，长约1.5毫米；子房圆柱形，内含胚珠2粒，无花柱，柱头头状扁平，浆果长圆形，长约9毫米。

【生境分布】细叶小檗生长于向阳的砂质丘陵、山坡、路旁或溪边。

【功效主治】清热燥湿，泻火解毒。用于湿热泻痢，黄疸，湿疹，咽痛目赤，聤耳流脓，痈肿疮毒。

【用量用法】9～15克，煎服。外用：适量。

【使用注意】脾胃虚寒者慎用。

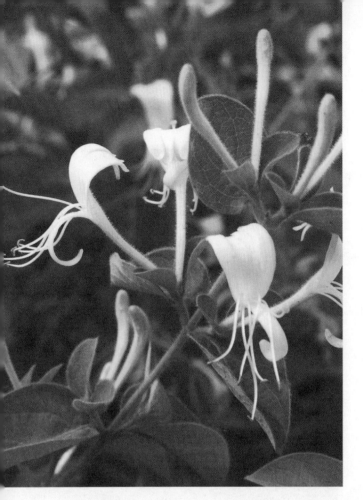

清热解毒药

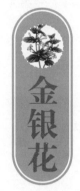

金银花

别名
银花、双花、二宝花、忍冬花、金银藤。

性味归经
甘，寒。归肺、心、胃经。

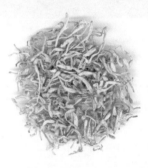

【来源】为忍冬科植物忍冬的干燥花蕾或带初开的花。

【植物特征】半常绿缠绕性藤本，全株密被短柔毛。叶对生，卵圆形至长卵形，常绿。花成对腋生，花冠2唇形，初开时呈白色，二三日后转变为黄色，所以称为金银花，外被柔毛及腺毛。浆果球形，成熟时呈黑色。花蕾呈棒状略弯曲，长1.5～3.5厘米，表面黄色至浅黄棕色，被短柔毛，花冠筒状，稍开裂，内有雄蕊5枚，雌蕊1枚。

【生境分布】生长于路旁、山坡灌木丛或疏林中。全国大部分地区有分布。

【功效主治】清热解毒，疏散风热。用于痈肿疔疮，喉痹，丹毒，热毒血痢，风热感冒，温病发热。

【用量用法】6～15克，煎服。疏散风热、清泄里热以生品为佳；炒炭宜用于热毒血痢；露剂多用于暑热烦渴。

【使用注意】脾胃虚寒及气虚疮疡脓清者忌用。

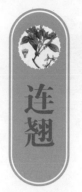

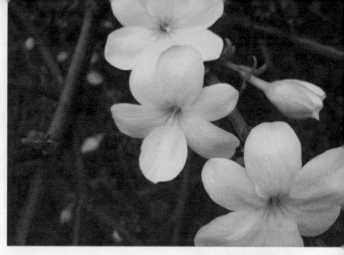

连翘

别名
空壳、落翘、空翘、旱莲子、黄花条。

性味归经
苦，微寒。归肺、心、小肠经。

【来源】为木樨科植物连翘的干燥果实。

【植物特征】落叶灌木，高2～3米。茎丛生，小枝通常下垂，褐色，略呈四棱状，皮孔明显，中空。单叶对生或3小叶丛生，卵形或长圆状卵形，长3～10厘米，宽2～4厘米，无毛，先端锐尖或钝，基部圆形，边缘有不整齐锯齿。花先叶开放。一至数朵，腋生，金黄色，长约2.5厘米。花萼合生，与花冠筒约等长，上部4深裂；花冠基部联合成管状，上部4裂，雄蕊2枚，着生花冠基部，不超出花冠，子房卵圆形，花柱细长，柱头2裂。蒴果狭卵形，稍扁，木质，长约1.5厘米，成熟时2瓣裂。种子多数，棕色、扁平，一侧有薄翅。

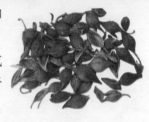

【生境分布】生长于山野荒坡或栽培。分布于山西、河南、陕西等地。

【功效主治】清热解毒，消肿散结，疏散风热。用于痈疽，瘰疬，乳痈，丹毒，风热感冒，温病初起，温热入营，高热烦渴，神昏发斑，热淋涩痛。

【用量用法】6～15克，煎服。

【使用注意】脾胃虚寒及气虚脓清者不宜用。

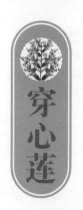

穿心莲

别名
榄核莲、一见喜、苦胆草、斩蛇剑、四方莲、小肠经。

性味归经
苦，寒。归肺、胃、大肠、小肠经。

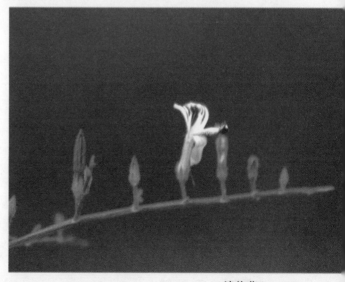

【来源】为爵床科植物穿心莲的干燥地上部分。

【植物特征】一年生草本，全体无毛。茎多分枝，且对生，方形。叶对生，长椭圆形。圆锥花序顶生和腋生，有多数小花，花淡紫色，花冠2唇形，上唇2裂，有紫色斑点，下唇深3裂，花冠筒与唇瓣等长。蒴果扁，种子多数。

【生境分布】生长于湿热的丘陵、平原地区。主要栽培于广东、广西、福建等地。

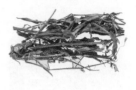

【功效主治】清热解毒，凉血，消肿。用于感冒发热，咽喉肿痛，口舌生疮，顿咳劳嗽，泄泻痢疾，热淋涩痛，痈肿疮疡，毒蛇咬伤。

【用量用法】6～9克，煎服。煎剂易致呕吐，故多作丸、散、片剂。外用：适量。

【使用注意】不宜多服久服；脾胃虚寒者不宜用。

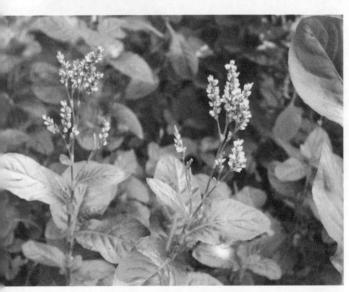

大青叶

别名　蓝菜、蓝叶、大青、靛青叶、菘蓝叶、板蓝根叶。

性味归经　苦，寒。归心、肺、胃经。

【来源】为十字花科植物菘蓝的干燥叶片。

【植物特征】两年生草本，茎高40～90厘米，稍带粉霜。基生叶较大，具柄，叶片长椭圆形，茎生叶披针形，互生，无柄，先端钝尖，基部箭形，半抱茎。花序复总状；花小，黄色短角果长圆形，扁平有翅，下垂，紫色；种子一枚，椭圆形，褐色。

【生境分布】生长于山地林缘较潮湿的地方。野生或栽培。分布于河北、陕西、河南、江苏、安徽等地。

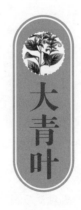

【功效主治】清热解毒，凉血消斑。用于温病高热，神昏，发斑发疹，痄腮，喉痹，丹毒，痈肿。

【用量用法】9～15克，煎服。鲜品30～60克。外用：适量。

【使用注意】脾胃虚寒者忌用。

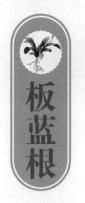

板蓝根

别名
靛青根、蓝靛根、菘蓝根、大蓝根、北板蓝根。

性味归经
苦，寒。归心、胃经。

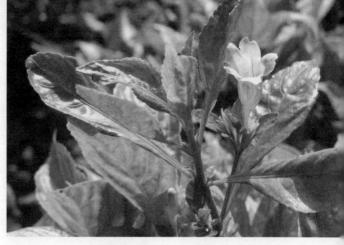

【来源】为十字花科植物菘蓝的干燥根。

【植物特征】两年生草本，茎高40～90厘米，稍带粉霜。基生叶较大，具柄，叶片长椭圆形，茎生叶披针形，互生，无柄，先端钝尖，基部箭形，半抱茎。花序复总状；花小，黄色短角果长圆形，扁平有翅，下垂，紫色；种子一枚，椭圆形，褐色。

【生境分布】
生长于山地林缘较潮湿的地方。野生或栽培。分布于河北、陕西、河南、江苏、安徽等地。

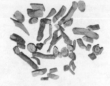

【功效主治】清热解毒，凉血利咽。用于瘟疫时毒，发热咽痛，温毒发斑，痄腮、烂喉丹痧，大头瘟疫，丹毒，痈肿。

【用量用法】9～15克，煎服。

【使用注意】体虚而无实火热毒者忌服，脾胃虚寒者慎用。

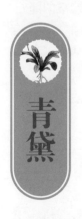

青黛

别名
花露、淀花、靛花、蓝靛、青蛤粉、青缸花。

性味归经
咸，寒。归肝经。

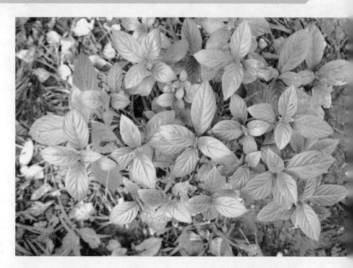

【来源】本品为爵床科植物马蓝的叶或茎叶经加工制得的干燥粉末或团块。

【植物特征】多年生草本，高达1米。根茎粗壮。茎基部稍木质化，略带方形，节膨大。单叶对生，叶片卵状椭圆形，长15～16厘米，先端尖，基部渐狭而下延。穗状花序马蓝顶生或腋生；苞片叶状；花冠漏斗状，淡紫色；裂片5；

雄蕊 4；子房上半部被毛，花柱细长。蒴果匙形，无毛。种子卵形，褐色，有细毛。

【生境分布】生长于路旁、山坡、草丛及林边潮湿处。分布于福建、广东、江苏、河北、云南等地。

【功效主治】清热解毒，凉血消斑，泻火定惊。用于温毒发斑，血热吐衄，胸痛咳血，口疮，痄腮，喉痹，小儿惊痫。

【用量用法】1～3克，内服。本品难溶于水，一般作散剂冲服，或入丸剂服用。外用：适量。

【使用注意】胃寒者慎用。

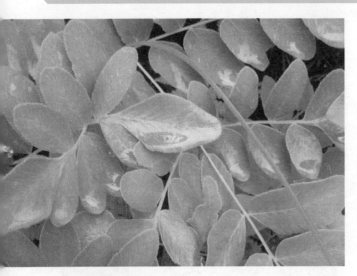

贯众

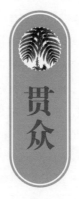

别名 黄钟、贯节、渠母、贯渠、药渠、绵马贯众。

性味归经 苦，微寒；有小毒。归肝、胃经。

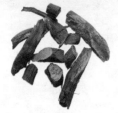

【来源】为鳞毛蕨科植物粗茎鳞毛蕨的带叶柄基部的干燥根茎。

【植物特征】多年生草本。地下茎粗大，有许多叶柄残基及须根，密被锈色或深褐色大形鳞片。叶簇生于根茎顶端，具长柄。叶片广倒披针形，最宽在上部1/3处，长40～80厘米，宽16～28厘米，二回羽状全列或浅裂，羽片无柄，线状披针形，先端渐尖，羽片再深裂，小裂片多数，密接，矩圆形，圆头，叶脉开放。孢子囊群圆形，着生于叶背近顶端1/3的部分，每片有2～4对，近中肋下部着生；囊群盖圆肾形，直径1毫米，棕色。根茎呈长圆锥形，上端钝圆或截形，下端较尖，略弯曲。长10～20厘米，粗5～8厘米。

【生境分布】生长于山阴近水处。分布于辽宁、吉林、黑龙江等地。

【功效主治】清热解毒，驱虫。用于虫积腹痛，疮疡。

【用量用法】4.5～9克，煎服。杀虫及清热解毒宜生用；止血宜炒炭用。外用：适量。

【使用注意】本品有小毒，用量不宜过大。服用本品时忌油腻。脾胃虚寒者及孕妇慎用。

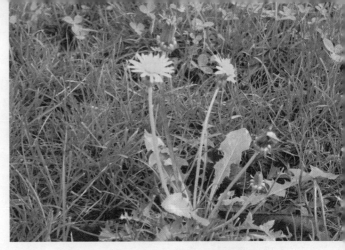

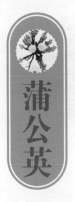

蒲公英

别名 黄花草、婆婆丁、蒲公丁、蒲公草、黄花地丁。

性味归经 苦、甘、寒。归肝、胃经。

【来源】本品为菊科植物蒲公英、碱地蒲公英或同属数种植物的干燥全草。

【植物特征】多年生草本，富含白色乳汁；直根深长。叶基生，叶片倒披针形，边缘有倒向不规则的羽状缺刻。头状花序单生花茎顶端，全为舌状花；总苞片多层，先端均有角状突起；花黄色；雄蕊5枚；雌蕊1枚，子房下位。瘦果纺锤形，具纵棱，全体被有刺状或瘤状突起，顶端具纤细的喙，冠毛白色。

【生境分布】生长于道旁、荒地、庭院等处。全国大部分地区均产，分布于山西、河北、山东及东北等地。

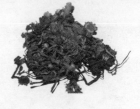

【功效主治】清热解毒，消肿散结，利尿通淋。用于疔疮肿毒，乳痈，瘰疬，目赤，咽痛，肺痈，肠痈，湿热黄疸，热淋涩痛。

【用量用法】10～15克，煎服。外用：鲜品适量，捣敷或煎汤熏洗患处。

【使用注意】用量过大可致缓泻。

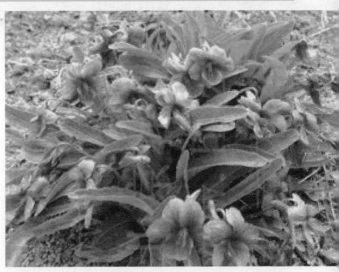

紫花地丁

别名 地丁、地丁草、紫地丁、堇堇草。

性味归经 苦、辛，寒。归心、肝经。

【来源】为堇菜科植物紫花地丁的干燥全草。

【植物特征】多年生草本，全株具短白毛、主根较粗。叶基生，狭叶披针形或卵状披针形，顶端圆或钝，稍下延于叶柄成翅状，边缘具浅圆齿，托叶膜质。花两侧对称、具长梗，卵状披针形，基部附器矩形或半圆形、顶端截形、圆形或有小齿。蒴果椭圆形，熟时3裂。

【生境分布】生长于路旁、田埂和圃地中。分布于江苏、浙江及东北等地。

【功效主治】清热解毒，凉血消肿。

用于疗疮肿毒，痈疽发背，丹毒，毒蛇咬伤。

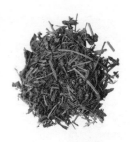

【用量用法】15 ~ 30克，煎服。外用：鲜品适量，捣烂敷患处。

【使用注意】体质虚寒者忌服。

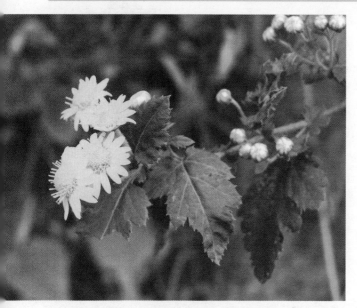

野菊花

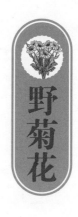

【别名】苦薏、甘菊花、黄菊花、路边菊、山菊花、千层菊。

【性味归经】苦，辛，微寒。归肝、心经。

【来源】为菊科植物野菊的干燥头状花序。

【植物特征】多年生草本。根茎粗厚，分枝，有长或短的地下匍匐枝。茎直立或基部铺展。茎生叶卵形或长圆状卵形，羽状分裂或分裂不明显；顶裂片大；侧裂片常2对，卵形或长圆形，全部裂片边缘浅裂或有锯齿。头状花序，在茎枝顶端排成伞房状圆锥花序或不规则的伞房花序；舌状花黄色。

【生境分布】

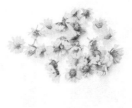

生长于山坡、路旁、原野。全国大部分地区有分布。

【功效主治】清热解毒，泻火平肝。用于疗疮痈肿，目赤肿痛，头痛眩晕。

【用量用法】9 ~ 15克。外用：适量，煎汤外洗或制膏外涂。

【使用注意】脾胃虚寒者，孕妇慎用。

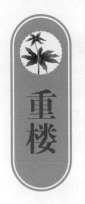

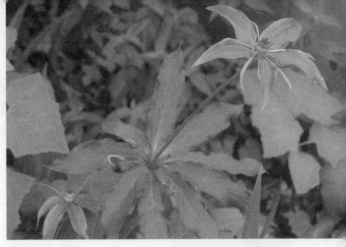

重楼

【别名】蚤休、滇重楼、草河车、独脚莲、七叶一枝花。

【性味归经】苦，微寒；有小毒。归肝经。

【来源】为百合科植物云南重楼或七叶一枝花的干燥根茎。

【植物特征】多年生草本。叶6～10片轮生，叶柄长5～20毫米，叶片厚纸质，披针形、卵状长圆形至倒卵形，长5～11厘米，宽2～4.5厘米。花梗从茎顶抽出，顶生一花；花两性，萼片披针形或长卵形，绿色，长3.5～6厘米；花被片线形而略带披针形，黄色，长为萼片的1/2左右至近等长，中部以上宽2～6毫米；雄蕊8～10，花药长1～1.5厘米，花丝比药短，药隔突出部分1～2毫米。花期6～7月，果期9～10月。

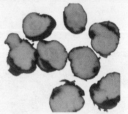

【生境分布】生长于林下阴湿处。我国分布甚广，南北均有，主产长江流域及南方各省（区）。

【功效主治】清热解毒，消肿止痛，凉肝定惊。用于疔疮痈肿，咽喉肿痛，毒蛇咬伤，跌仆伤痛，惊风抽搐。

【用量用法】3～9克，煎服。外用：适量，捣敷或研末调涂患处。

【使用注意】体虚、无实火热毒者、孕妇及患阴证疮疡者均忌服。

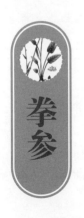

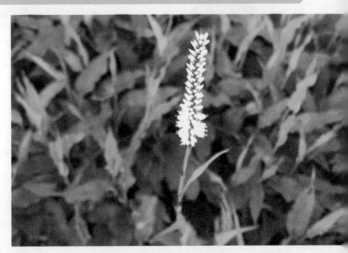

拳参

【别名】石蚕、紫参、牡参、刀枪药、红三七、活血莲。

【性味归经】苦、涩，微寒。归肺、肝、大肠经。

【来源】为蓼科植物拳参的干燥根茎。

【植物特征】多年生草本，高35～85厘米。根茎肥厚，黑褐色。茎单一，无毛，具纵沟纹。基生叶有长柄，叶片长圆披针形或披针形，长10～20厘米，宽2～5厘米，叶基圆钝或截形，延叶柄下延成翅，茎生叶互生，向上柄渐短至抱茎。托叶鞘筒状，膜质。总状花序成穗状圆柱形顶生。花小密集，淡红色或白色。瘦果椭圆形，棕褐色，有3棱，稍有光泽。根茎呈扁圆柱形，常弯曲呈虾状。长1～1.5厘米，直径1～2.5厘米，两端圆钝或稍细。

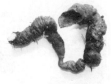

【生境分布】生长于草丛、阴湿山坡或林间草甸中。分布于华北、湖北等地。

【功效主治】清热解毒，消肿，止血。用于赤痢热泻，肺热咳嗽，痈肿瘰疬，口舌生疮，血热吐衄，痔疮出血，毒蛇咬伤。

【用量用法】5～10克，煎服。外用：适量。

【使用注意】无实火热毒者不宜使用。阴证疮疡患者忌服。

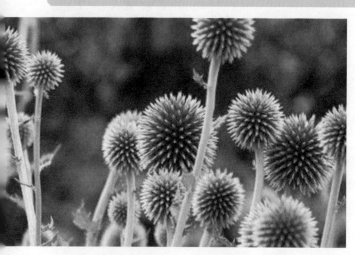

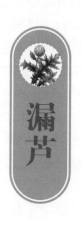

漏芦

别名

野兰、毛头、大头翁、鬼油麻、大花蓟、龙葱根。

性味归经

苦，寒。归胃经。

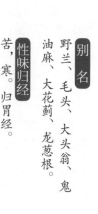

【来源】为菊科植物祁州漏芦的干燥根。

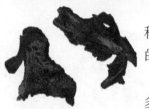

【植物特征】多年生草本，高30～80厘米，全体密被白色柔毛。主根粗大，上部密被残存叶柄。基生叶丛生；茎生叶互生。叶长椭圆形，长10～20厘米，羽状全裂至深裂，裂片矩圆形，边缘具不规则浅裂，两面密被白色茸毛。头状花序，总苞多列，具干膜质苞片，多列，花全为管状花，淡紫色，雄蕊5，聚药。瘦果卵形，有4棱，棕褐色，冠毛刚毛状。根呈圆锥形，多扭曲，长短不一，完整者长10～30厘米，直径1～2厘米。

【生境分布】生长于向阳的草地、路边、山坡。分布于河北、山西等地。

【功效主治】清热解毒，消痈，下乳，舒筋通脉。用于乳痈肿痛，痈疽发背，瘰疬疮毒，乳汁不通，湿痹拘挛。

【用量用法】5～9克，煎服。外用：研末调敷或煎水洗。

【使用注意】气虚、疮疡平塌者及孕妇忌服。

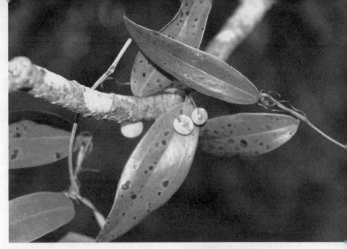

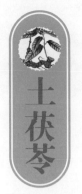

土茯苓

别名 过山龙、土太片、地茯苓、山地栗、冷饭团。

性味归经 甘、淡，平。归肝、胃经。

【来源】为百合科植物光叶菝葜的干燥根茎。

【植物特征】多年生常绿攀缘状灌木，茎无刺。单叶互生，薄革质，长圆形至椭圆状披针形，先端渐尖，全缘，表面通常绿色，有时略有白粉，有卷须。花单性异株，腋生伞形花序；花被白色或黄绿色。浆果球形，红色，外被白粉。

【生境分布】生长于林下或山坡。

分布于广东、湖南、湖北、浙江、四川、安徽等地。

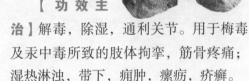

【功效主治】解毒，除湿，通利关节。用于梅毒及汞中毒所致的肢体拘挛，筋骨疼痛；湿热淋浊，带下，痈肿，瘰疬，疥癣。

【用量用法】15～60克，煎服。外用：适量。

【使用注意】肝肾阴虚者慎服。服药时忌茶。

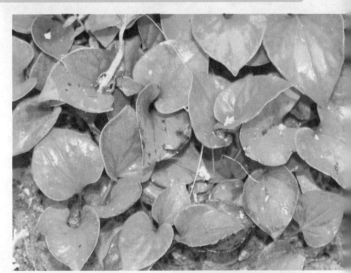

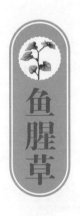

鱼腥草

别名 蕺菜、蕺子、紫蕺、臭猪巢、折耳根、九节莲。

性味归经 辛，微寒。归肺经。

【来源】为三白草科植物蕺菜的干燥地上部分。

【植物特征】多年生草本，高15～60厘米，具腥臭气；茎下部伏地，节上生根，

上部直立，无毛或被疏毛。单叶互生，叶片心脏形，全缘，暗绿

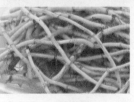

色，上面密生腺点，背面带紫色，叶柄长 1 ~ 3 厘米；托叶膜质条形，下部与叶柄合生成鞘状。穗状花序生于茎上端与叶对生；基部有白色花瓣状总苞片：4 枚；花小而密集，无花被。蒴果卵圆形，顶端开裂，种子多数。

【生境分布】生长于沟边、溪边及潮湿的疏林下。分布于陕西、甘肃及长江流域以南各地。

【功效主治】清热解毒，消痈排脓，利尿通淋。用于肺痈吐脓，痰热喘咳，热痢，热淋，痈肿疮毒。

【用量用法】15 ~ 25 克，不宜久煎；鲜品用量加倍，水煎或捣汁服。外用：适量，捣敷或煎汤熏洗患处。

【使用注意】本品含挥发油，不宜久煎。虚寒证及阴证疮疡忌服。

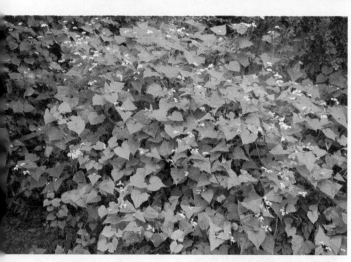

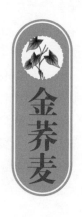

金荞麦

别名　苦荞麦、天荞麦、野荞麦。

性味归经　微辛、涩，凉。归肺经。

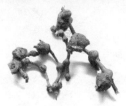

【来源】本品为蓼科植物金荞麦的干燥根茎。

【植物特征】多年生宿根草本，高 0.5 ~ 1.5 米。主根粗大，呈结节状，横走，红棕色。茎直立，多分枝，具棱槽，淡绿微带红色，全株微被白色柔毛。单叶互生，具柄，柄上有白色短柔毛；叶片为戟状三角形，长宽约相等，但顶部叶长大于宽，一般长 4 ~ 10 厘米，宽 4 ~ 9 厘米，先端长渐尖或尾尖状，基部心状戟形，顶端叶狭窄，无柄抱茎，全线呈微波状，下面脉上有白色细柔毛；托叶鞘抱茎。秋季开白色小花，为顶生或腋生、稍有分枝的聚伞花序；花被片 5，雄蕊 8，2 轮；雌蕊 1，花柱 3。瘦果呈卵状三棱形，红棕色。花期 7 ~ 8 月，果期 10 月。

【生境分布】生长于山坡、旷野、路边及溪沟较阴湿处。分布于长江流域以南各地。

【功效主治】清热解毒，排脓祛瘀。用于肺痈叶脓，肺热喘咳，乳蛾肿痛。

【用量用法】15 ~ 45 克，煎服。用水或黄酒隔水密闭炖服。

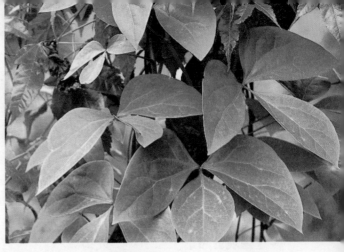

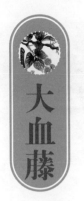

大血藤

別名

红藤、血通、红皮藤、千年健、红血藤、血木通。

性味归经

苦，平。归大肠、肝经。

【来源】为木通科植物大血藤的干燥藤茎。

【植物特征】落叶木质藤本，长达10米。叶互生；三出复叶，中央小叶有柄，叶片菱状倒卵形至椭圆形，两侧小叶几无柄，比中央小叶为大，斜卵形。总状花序腋生，下垂；花单性，雌雄异株；萼片与花瓣均6片，绿黄色；雄花有雄蕊6枚，与花瓣对生；雌花有退化雄蕊6个，心皮多数，离生，螺旋状排列于球形的花柱上。浆果，成熟时蓝黑色。

【生境分布】

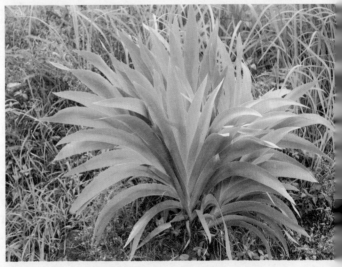

生长于溪边、山坡疏林等地；有栽培。分布于湖北、四川、江西、河南、江苏等地。

【功效主治】清热解毒，活血，祛风止痛。用于肠痈腹痛，热毒疮疡，经闭，痛经，跌扑肿痛，风湿痹痛。

【用量用法】9～15克，煎服。外用：适量。

【使用注意】孕妇慎服。

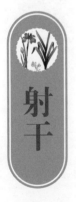

射干

別名

寸干、鬼扇、乌扇、乌蒲、野萱花、山蒲扇、金蝴蝶。

性味归经

苦，寒。归肺经。

【来源】为鸢尾科植物射干的干燥根茎。

【植物特征】多年生草本，高50～120厘米，根茎横走，呈结节状。

清热药 ► 45

叶剑形，扁平，嵌叠状排成二列，叶长25～60厘米，宽2～4厘米。伞房花序，顶生，总花梗和小花梗基部具膜质苞片，花橘红色，散生暗色斑点，花被片6，雄蕊3枚，子房下位，柱头3浅裂。蒴果倒卵圆形，种子黑色。根茎呈不规则结节状，有分枝，长3～10厘米，直径1～2厘米。

【生境分布】生长于林下或山坡。

分布于湖北、河南、江苏、安徽等地。

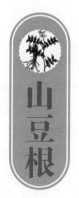

【功效主治】清热解毒，消痰，利咽。用于热毒痰火郁结，咽喉肿痛，痰涎壅盛，咳嗽气喘。

【用量用法】3～10克，煎服。

【使用注意】本品苦寒，脾虚便溏者不宜使用。孕妇忌用或慎用。

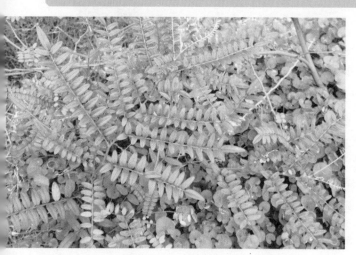

山豆根

别名 黄结、豆根、广豆根、小黄连、南豆根、山大豆根。

性味归经 苦，寒；有毒。归肺、胃经。

【来源】为豆科植物越南槐的干燥根及根茎。

【植物特征】灌木，高1～2米。羽状复叶互生，小叶11～17，卵形或长圆状卵形，长1～2.5厘米，宽0.5～1.5厘米，顶端一小叶较大，上面疏生短柔毛，下面密生灰棕色短柔毛；小叶柄短，被毛。总状花序顶生及腋生，有毛；花萼阔钟形；花冠蝶形，黄白色；雄蕊10；子房密生柔毛，花柱弯曲，柱头上簇生长柔毛。荚果连珠状。花期5～6月，果期7～8月。

【生境分布】生长于坡地、平原等地。分布于广西、广东、贵州、云南等地。

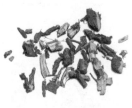

【功效主治】清热解毒，消肿利咽。用于火毒蕴结，乳蛾喉痹，咽喉肿痛，齿龈肿痛，口舌生疮。

【用量用法】3～6克，煎服。外用：适量。

【使用注意】本品有毒，过量服用易引起呕吐、腹泻、胸闷、心悸等，故用量不宜过大。脾胃虚寒者慎用。

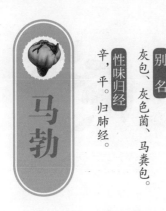

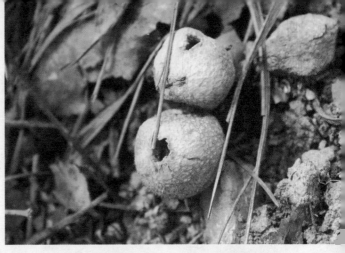

马勃

别名 灰包、灰色菌、马粪包。

性味归经 辛，平。归肺经。

【来源】本品为灰包科真菌脱皮马勃、大马勃或紫色马勃的干燥子实体。

【植物特征】子实体球形至近球形，直径15～45厘米或更大，无不孕基部或很小，由粗菌索与地面相连。包被白色，老后污白色，初期有细纤毛，渐变光滑，包被两层，外包被膜状，内包被较厚，成熟后块状脱落，露出浅青褐色孢体。孢子球形，具微细小刺，淡青黄色，孢丝分枝，横隔稀少。

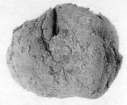

【生境分布】生长于旷野草地上。分布于辽宁、甘肃、安徽等地。

【功效主治】清肺利咽，止血。用于风热郁肺咽痛，音哑，咳嗽；外治鼻衄，创伤出血。

【用量用法】2～6克，煎服，布包煎；或入丸、散。外用：适量，研末撒，或调敷患处，或作吹药。

【使用注意】风寒伏肺、咳嗽失音者禁服。

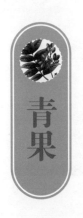

青果

别名 甘榄、橄榄、干青果、余甘子、青橄榄。

性味归经 甘，酸，平。归肺、胃经。

【来源】为橄榄科植物橄榄的成熟果实。

【植物特征】常绿乔木，高10～20米。羽状复叶互生；小叶9～15，对生，革质，长圆状披针形，先端尾状渐尖，下面网脉上有小窝点。圆锥花序顶生或腋生；花小，两性或杂性；萼杯状，花瓣白色。核果卵形，长约3厘米，青黄色。

【生境分布】生长于低海拔的杂木林中；多为栽培。分布于广东、广西、福建、云南、四川等地。

【功效主治】清热解毒，利咽，生津。用于咽喉肿痛，咳嗽痰黏，烦热口渴，鱼蟹中毒。

【用量用法】5～10克，煎服。鲜品尤佳，可用至30～50克。

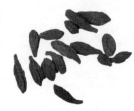

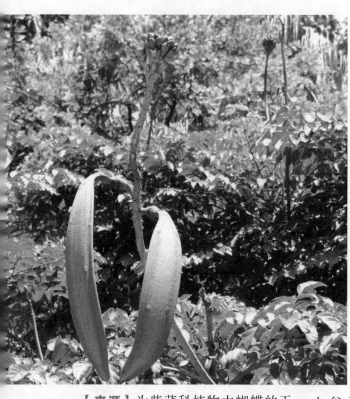

木蝴蝶

【别名】云故纸、玉蝴蝶、千张纸、千层纸、白玉纸。

【性味归经】苦、甘，凉。归肺、肝、胃经。

【来源】为紫葳科植物木蝴蝶的干燥成熟种子。

【植物特征】叶对生，2～3回羽状复叶，着生于茎的近顶端；小叶多数，卵形，全缘。总状花序顶生，长约25厘米。花大，紫红色，两性。花萼肉质，钟状。蒴果长披针形，扁平，木质。种子扁圆形，边缘具白色透明的膜质翅。

【生境分布】生长于山坡、溪边、山谷及灌木丛中。分布于云南、广西、贵州等地。均为野生。

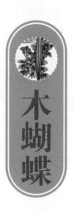

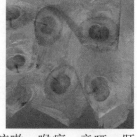

【功效主治】清肺利咽，疏肝和胃。用于肺热咳嗽，喉痹，音哑，肝胃气痛。

【用量用法】1～3克，煎服。

【使用注意】本品苦寒，脾胃虚弱者慎用。

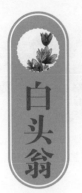

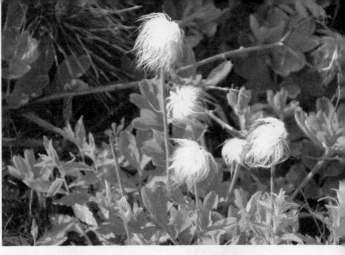

白头翁

别名
翁草、野丈人、
犄角花、老翁花、胡王
使者。

性味归经
苦,寒。归胃、大肠经。

【来源】为毛茛科植物白头翁的干燥根。

【植物特征】多年生草本,高达50厘米,全株密被白色长柔毛。主根粗壮,圆锥形。叶基生,具长柄,叶3全裂,中央裂片具短柄,3深裂,侧生裂片较小,不等3裂,叶上面疏被伏毛,下面密被伏毛。花茎1~2厘米,高10厘米以上,总苞由3小苞片组成,苞片掌状深裂。花单一,顶生,花被6,紫色,2轮,外密被长绵毛。雄蕊多数,雌蕊多数,离生心皮,花柱丝状,果期延长,密被白色长毛。瘦果多数,密集成头状,宿存花柱羽毛状。

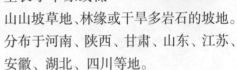

【生境分布】生长于平原或低山山坡草地、林缘或干旱多岩石的坡地。分布于河南、陕西、甘肃、山东、江苏、安徽、湖北、四川等地。

【功效主治】清热解毒,凉血止痢。用于热毒血痢,阴痒带下。

【用量用法】9~15克,煎服。鲜品15~30克。外用:适量。

【使用注意】虚寒泻痢忌服。

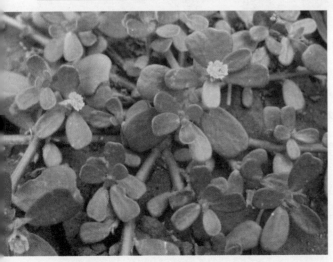

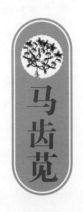

马齿苋

别名
酸苋、马齿草、马齿菜、长命菜、马齿龙芽、

性味归经
酸,寒。归肝、大肠经。

【来源】为马齿苋科一年生肉质草本植物马齿苋 *Portulaca oleracea* L. 的干

燥地上部分。

【植物特征】一年生草本，长可达35厘米。茎下部匍匐，四散分枝，上部略能直立或斜上，肥厚多汁，绿色或淡紫色，全体光滑无毛。单叶互生或近对生；叶片肉质肥厚，长方形或匙形，或倒卵形，先端圆，稍凹下或平截，基部宽楔形，形似马齿，故名"马齿苋"。夏日开黄色小花。蒴果圆锥形，自腰部横裂为帽盖状，内有多数黑色扁圆形细小种子。

【生境分布】生长于田野、荒芜地及路旁。我国大部分地区都有分布。

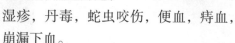

【功效主治】清热解毒，凉血止血，止痢。用于热毒血痢，痈肿疔疮，湿疹，丹毒，蛇虫咬伤，便血，痔血，崩漏下血。

【用量用法】9～15克，煎服。鲜品30～60克。外用：适量，捣敷患处。

【使用注意】脾胃虚寒、肠滑作泄者忌服。

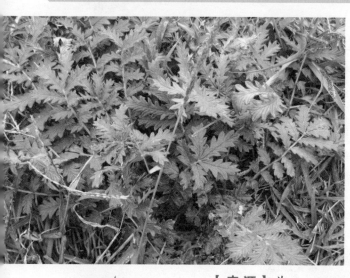

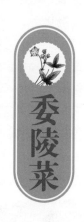

委陵菜

别名　下路鸡、鸡爪草。

性味归经　苦，寒。归肝、大肠经。

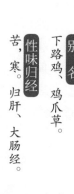

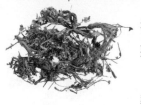

【来源】为蔷薇科植物委陵菜的干燥全草。

【植物特征】多年生草本，高30～60厘米。主根发达，圆柱形。茎直立或斜生，密生白色柔毛。羽状复叶互生，基生叶有15～31小叶，茎生叶有3～13小叶；小叶片长圆形至长圆状倒披针形，长1～6厘米，宽6～15毫米，边缘缺刻状，羽状深裂，裂片三角形，常反卷，上面被短柔毛，下面密生白色绒毛；托叶和叶柄基部合生。聚伞花序顶生；副萼及萼片各5，宿存，均密生绢毛；花瓣5，黄色，倒卵状圆形；雄蕊多数；雌蕊多数。瘦果有毛，多数，聚生于被有绵毛的花托上，花萼宿存。花期5～8月，果期8～10月。

【生境分布】生长于山坡、路边、田旁、山林草丛中。全国大部分地区均有分布，以山东、河南为最多。

【功效主治】清热解毒，凉血止痢。

用于赤痢腹痛，久痢不止，痔疮出血，痈肿疮毒。

【用量用法】9 ~ 15克，煎服。外用：鲜品适量，煎水洗或捣烂敷患处。

【使用注意】慢性腹泻伴体虚者慎用。

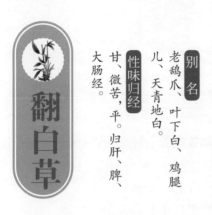

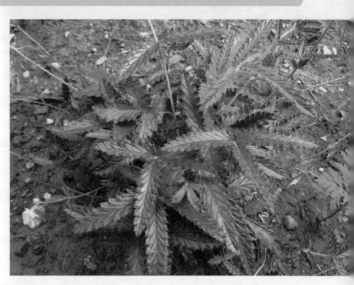

翻白草

别名
老鸹爪、叶下白、鸡腿儿、天青地白。

性味归经
甘、微苦，平。归肝、脾、大肠经。

【来源】为蔷薇科植物翻白草的带根全草。

【植物特征】多年生草本，高15 ~ 30厘米。根多分枝，下端肥厚呈纺锤状。茎上升向外倾斜，多分枝，表面具白色卷茸毛。基生叶丛生，单数羽状复叶，小叶 3 ~ 5；茎生叶小，为三出复叶，顶端叶近无柄，小叶长椭圆形或狭长椭圆形，长 2 ~ 6 厘米，宽 0.7 ~ 2厘米，先端锐尖，基部楔形，边缘具锯齿，上面稍有柔毛，下面密被白色绵毛；托叶披针形或卵形，亦被白绵毛。花黄色，聚伞状排列；萼绿色，宿存，5裂，裂片卵状三角形，副萼线形，内面光滑，外面均被白色绵毛；花瓣5，倒心形，凹头；雄蕊和雌蕊多数，子房卵形而扁，花柱侧生，乳白色，柱头小，淡紫色。

瘦果卵形，淡黄色，光滑，脐部稍有薄翅突起。花期5 ~ 8月，果期8 ~ 10月。

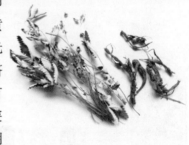

【生境分布】生长于丘陵山地、路旁和畦埂上。全国各地均产，主要分布于河北、安徽等地。

【功效主治】清热解毒，止痢，止血。用于湿热泻痢，痈肿疮毒，血热吐衄，便血，崩漏。

【用量用法】9 ~ 15克，煎服。鲜品 30 ~ 60 克。外用：适量，捣敷患处。

【使用注意】阳虚有寒、脾胃虚寒等少用。

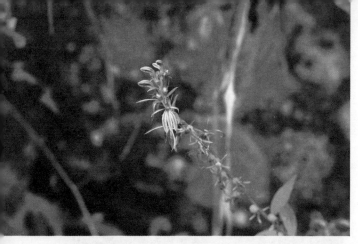

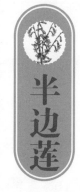

半边莲

别名
腹水草、半边菊、蛇利草、细米草。

性味归经
辛，平。归心、小肠、肺经。

【来源】为桔梗科植物半边莲的干燥全草。

【植物特征】植株高约1.5米，叶大，二回羽状，长圆形，向基部稍狭。叶脉略开展，二权或下部的往往二回分权，叶厚纸质，下面为浅绿色，无鳞片。

【生境分布】生长于阳光或局部阴凉环境和肥沃、潮湿、多有机质、排水良好的土壤里。分布于安徽、江苏及浙江等地。

【功效主治】利尿消肿，清热解毒。用于痈肿疔疮，蛇虫咬伤，膨胀水肿，湿热黄疸，湿疹湿疮。

【用量用法】干品9～15克，煎服。鲜品30～60克。外用：适量。

【使用注意】虚证水肿者忌用。

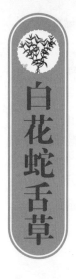

白花蛇舌草

别名
蛇舌草、尖刀草、甲猛草、蛇针草、白花十字草。

性味归经
微苦、甘，寒。归胃、大肠、小肠经。

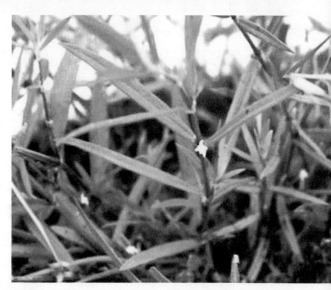

【来源】为茜草科植物白花蛇舌草的全草。

【植物特征】一年生披散小草本；茎扁圆柱形，从基部分枝。单叶对生，膜质，线形，长1～3厘米，宽1～3毫米，顶端急尖，侧脉不显，无柄；托叶合生，长1～2毫米，上部芒尖。花4数，单生或成对生于叶腋，花梗长0.1～1.5

厘米；萼管与子房合生，球形，略扁，宿存；花冠白色，筒状，长3.5～4毫米，裂片卵状矩圆形；雄蕊生于花冠筒喉部，花药2室；雌蕊1。蒴果扁球形，径2～3毫米，灰褐色，全草扭缠成团状，灰绿色或灰棕色。有主根1条，须根纤细。茎细而卷曲，扁圆柱形，从基部分枝。质脆易折断，中央有白色髓部。单叶对生，膜质，叶多破碎，极皱缩，易脱落，完整者水泡展开呈线形，长1～3厘米，

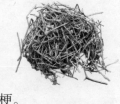

宽1～3毫米；有托叶，长1～2毫米。花单生或成对腋生，花冠白色，筒伏。多具梗。

【生境分布】生长于潮湿的沟边、草地、田边和路旁。我国长江以南各地均产。

【功效主治】清热解毒，利湿通淋。

【用量用法】15～60克，煎服。外用：适量。

【使用注意】阴疽及脾胃虚寒者忌用。

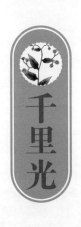

千里光

别名 九里明、九里光、千里及、眼明划、黄花草。

性味归经 苦，寒。归肺、肝经。

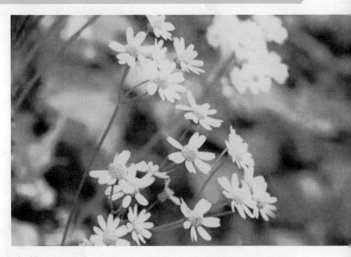

【来源】为菊科草本植物千里光的地上部分。

【植物特征】多年生草本，有攀缘状木质茎，高1～5米，有微毛，后脱落。叶互生，卵状三角形或椭圆状披针形，长4～12厘米，宽2～6厘米，先端渐尖，基部楔形至截形，边缘有不规则缺刻状齿裂或微波状或近全缘，两面疏被细毛。花序顶生，排成伞房状；总苞筒形，总苞片1层；花黄色，舌状花雌性，管状花两性。瘦果圆柱形，有纵沟，被短毛，冠毛白色。花果期秋冬季至次年春。

【生境分布】生长于路旁及旷野间。分布于江苏、浙江、安徽、江西、湖南、四川、广西等地。

【功效主治】清热解毒，明目，利湿。用于痈肿疮毒，感冒发热，目赤肿痛，泄泻痢疾，皮肤湿疹。

【用量用法】15～30克，煎服。外用：适量，煎水熏洗。

【使用注意】脾胃虚寒者慎服。

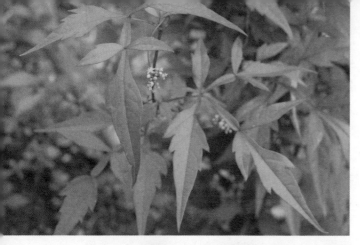

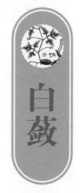

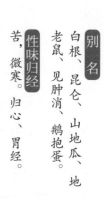

别名 白根、昆仑、山地瓜、地老鼠、见肿消、鹅抱蛋。

性味归经 苦，微寒。归心、胃经。

白蔹

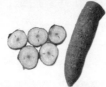

【来源】为葡萄科植物白蔹的干燥块根。

【植物特征】木质藤本，茎多分枝，带淡紫色，散生点状皮孔，卷须与叶对生。掌状复叶互生，一部分羽状分裂，一部分羽状缺刻，边缘疏生粗锯齿，叶轴有宽翅，裂片基部有关节，两面无毛。聚伞花序与叶对生，序梗细长而缠绕，花淡黄色，花盘杯状，边缘稍分裂。浆果球形或肾形，熟时蓝色或白色，有针孔状凹点。

【生境分布】生长于荒山的灌木丛中。分布于华东、华北及中南各地，广东、广西也有生产。多为野生。

【功效主治】清热解毒，消痈散结，敛疮生肌。用于痈疽发背，疔疮，瘰疬，水火烫伤。

【用量用法】5～10克。外用：适量，煎汤洗或研成极细粉敷患处。

【使用注意】脾胃虚寒者不宜服。反乌头。

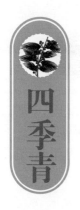

别名 油叶树、红冬青、树顶子。

性味归经 苦，涩，凉。归肺、大肠、膀胱经。

四季青

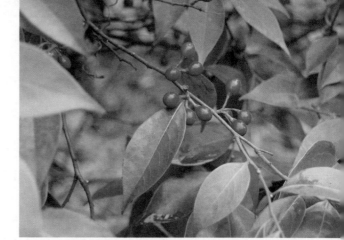

【来源】为冬青科植物冬青的叶。

【植物特征】常绿乔木，高可达12米。树皮灰色或淡灰色，无毛。叶互生；叶柄长5～15厘米；叶片革质，通常狭长椭圆形，长6～10厘米，宽2～3.5厘米，先端渐尖，基部楔形，很少圆形，边缘疏生浅锯齿,上面深绿色而有光泽,冬季变紫红色,中脉在下面隆起。花单性,雌雄异株,聚伞花序着生于叶腋外或叶腋内;花萼4裂,花瓣4,淡紫色;雄蕊4;子房上位。核果椭圆形,长6～10毫米,熟时红色,内含核4颗,果柄长约5毫米。花期5月,果熟期10月。

【生境分布】生长于向阳山坡林缘、灌丛中。分布于江苏、广东和西南各省区。

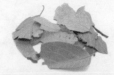

【功效主治】清热解毒,消肿祛瘀。用于肺热咳嗽,咽喉肿痛,痢疾,胁痛,热淋;外治烧烫伤,皮肤溃疡。

【用量用法】15～60克,煎服。外用:适量,水煎外涂。

【使用注意】脾胃虚寒、肠滑泄泻者慎用。

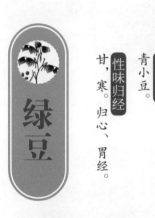

绿豆

别名 青小豆。

性味归经 甘,寒。归心、胃经。

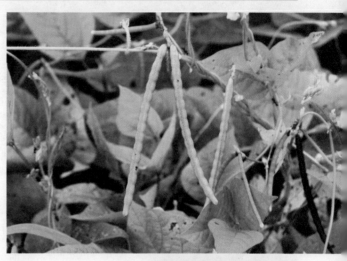

【来源】为豆科植物绿豆的干燥种子。

【植物特征】一年生直立或顶端微缠绕草本。高约60厘米,被短褐色硬毛。三出复叶,互生;叶柄长9～12厘米;小叶3,叶片阔卵形至菱状卵形,侧生小叶偏斜,长6～10厘米,宽2.5～7.5厘米,先端渐尖,基部圆形、楔形或截形,两面疏被长硬毛;托叶阔卵形,小托叶线形。总状花序腋生,总花梗短于叶柄或近等长;苞片卵形或卵状长椭圆形,有长硬毛;花绿黄色;萼斜钟状,萼齿4,最下面1齿最长,近无毛;旗瓣肾形,翼瓣有渐窄的爪,龙骨瓣的爪截形,其中一片龙骨瓣有角;雄蕊10,二体;子房无柄,密被长硬毛。

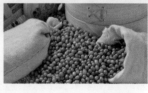

荚果圆柱形,长6～8厘米,宽约6毫米,成熟时黑色,被疏褐色长硬毛。种子绿色或暗绿色,长圆形。花期6～7月,果期8月。

【生境分布】全国大部分地区均有栽培。

【功效主治】清热解毒,消暑,利水。

【用量用法】15～30克,煎服。外用:适量。

【使用注意】脾胃虚寒、肠滑泄泻者忌用。

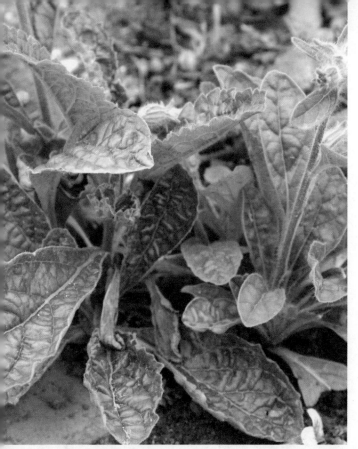

清热凉血药

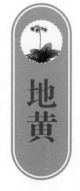
【来源】为玄参科植物地黄的新鲜或干燥块根。

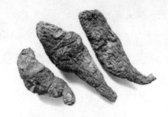

【植物特征】多年生草本，高25～40厘米，全株密被长柔毛及腺毛。块根肥厚。叶多基生，倒卵形或长椭圆形，基部渐狭下延成长叶柄，边缘有不整齐钝锯齿。茎生叶小。总状花序，花微下垂，花萼钟状，花冠筒状，微弯曲，二唇形，外紫红色，内黄色有紫斑，蒴果卵圆形，种子多数。

【生境分布】生长于山坡、田埂、路旁。分布于河南、辽宁、河北、山东、浙江等地。多栽培。

【功效主治】鲜地黄：清热生津，凉血，止血。用于热病伤阴，舌绛烦渴，温毒发斑，吐血，衄血，咽喉肿痛。生地黄：清热凉血，养阴生津。用于热入营血，温毒发斑，吐血衄血，热病伤阴，舌绛烦渴，津伤便秘，阴虚发热，骨蒸劳热，内热消渴。熟地黄：滋阴补血，益精填髓。用于肝肾阴虚，腰膝酸软，骨蒸潮热，盗汗遗精，内热消渴，血虚萎黄，心悸怔忡，月经不调，崩漏下血，眩晕，耳鸣，须发早白。

【用量用法】鲜地黄12～30克，煎服。生、熟地黄10～15克。

【使用注意】脾虚湿滞、腹满便溏者不宜使用。

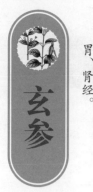

玄参

别名
黑参、玄台、逐马、馥草、元参。

性味归经
甘、苦、咸，微寒。归肺、胃、肾经。

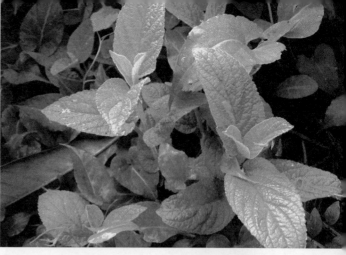

【来源】为玄参科植物玄参的干燥根。

【植物特征】多年生草本，根肥大。茎直立，四棱形，光滑或有腺状毛。茎下部叶对生，近茎顶互生，叶片卵形或卵状长圆形，边缘有细锯齿，下面疏生细毛。聚伞花序顶生，开展成圆锥状，花冠暗紫色，5裂，上面2裂片较长而大，侧面2裂片次之，最下1片裂片最小，蒴果卵圆形，萼宿存。

【生境分布】生长于溪边、山坡林下及草丛中。

分布于浙江、湖北、江苏、江西、四川等地。

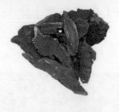

【功效主治】清热凉血，滋阴降火，解毒散结。用于热入营血，温毒发斑，热病伤阴，舌绛烦渴，津伤便秘，骨蒸劳嗽，目赤，咽痛，白喉，瘰疬，痈肿疮毒。

【用量用法】9～15克，煎服。

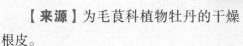

【使用注意】脾胃虚寒、食少便溏者不宜服用。反藜芦。

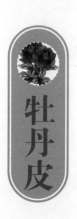

牡丹皮

别名
丹根、丹皮、牡丹根皮。

性味归经
苦、辛，微寒。归心、肝、肾经。

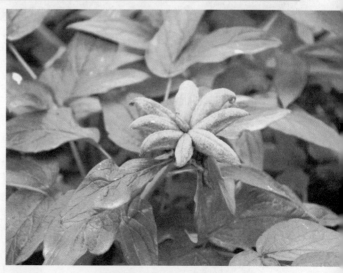

【来源】为毛茛科植物牡丹的干燥根皮。

【植物特征】落叶小灌木，高1～2米，主根粗长。叶为2回3出复叶，小叶卵形或广卵形，顶生小叶片通常3裂。花大型，单生枝顶；萼片5；花瓣5至多数，白色、红色或浅紫色；雄蕊多数；心皮3～5枚，离生。聚合蓇葖果，表面密被黄褐色短毛。根皮呈圆筒状或槽状，外表灰棕色或紫褐色，有横长皮孔及支根痕。去栓皮的外表粉红色，内表面深棕色，并有多数光亮细小结晶（牡丹酚）附着。质硬脆，易折断。

【生境分布】生长于向阳、不积水的斜坡、沙质地。全国各地多有分布。

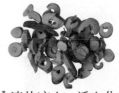

【功效主治】清热凉血，活血化瘀。用于热入营血，温毒发斑，吐血衄血，夜热早凉，无汗骨蒸，经闭痛经，痈肿疮毒，跌扑伤痛。

【用量用法】6～12克，煎服。清热凉血宜生用，活血祛瘀宜酒炙用。

【使用注意】血虚有寒、月经过多及孕妇不宜用。

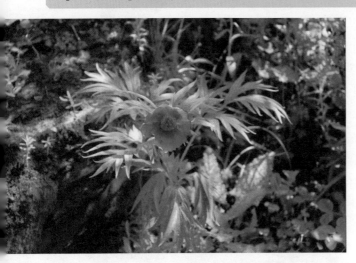

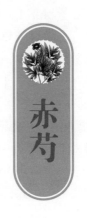

赤芍

【来源】为毛茛科植物赤芍或川赤芍的干燥根。

【植物特征】多年生草本。茎直立。茎下部叶为2回3出复叶，小叶通常二回深裂，小裂片宽0.5～1.8厘米。花2～4朵生茎顶端和其下的叶腋；花瓣6～9，紫红色或粉红色；雄蕊多数；心皮2～5。蓇葖果密被黄色茸毛。根为圆柱形，稍弯曲。表面暗褐色或暗棕色，粗糙，有横向突起的皮孔，手搓则外皮易破而脱落（俗称糟皮）。

【生境分布】

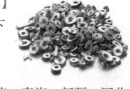

生长于山坡林下草丛中及路旁。分布于内蒙古、辽宁、吉林、甘肃、青海、新疆、河北、安徽、四川、贵州等地。

【功效主治】清热凉血，散瘀止痛。用于热入营血，温毒发斑，吐血衄血，目赤肿痛，肝郁胁痛，经闭痛经，癥瘕腹痛，跌扑损伤，痈肿疮疡。

【用量用法】6～12克，煎服。

【使用注意】血寒经闭者不宜用。反藜芦。

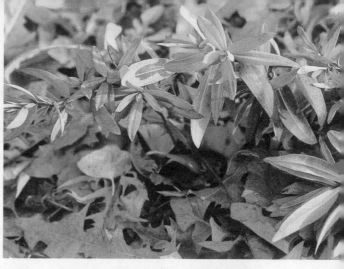

紫草

别名 紫根、紫丹、紫草茸、紫草根、山紫草、硬紫草。

性味归经 甘、咸，寒。归心、肝经。

【来源】本品为紫草科植物的干燥根。

【植物特征】多年生草本。高 50 ~ 90 厘米。全株被糙毛。根长条状，略弯曲，肥厚，紫红色。茎直立，上部分枝。叶互生，具短柄或无柄，叶片粗糙，卵状披针形，全缘或稍呈不规则波状。总状聚伞花序；苞片叶状，披针形或窄卵形，两面具粗毛；萼片 5，披针形，基部微合生；花冠白色，简状，先端 5 裂，喉部有 5 个小鳞片，基部被毛；雄蕊 5；子房 4 深裂，花柱单一，线形，柱头 2 裂，小坚果卵圆形，灰白色或淡褐色，平滑有光泽。花期 5 ~ 6 月，果期 7 ~ 8 月。

【生境分布】

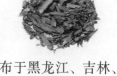

生长于路边、荒山、田野及干燥多石山坡的灌木丛中。分布于黑龙江、吉林、辽宁、河北、河南、山西等地。

【功效主治】清热凉血，活血解毒，透疹消斑。用于血热毒盛，斑疹紫黑，麻疹不透，疮疡，湿疹，水火烫伤。

【用量用法】5 ~ 10 克，煎服。外用：适量，熬膏或用植物油浸泡涂搽。

【使用注意】本品性寒而滑利，脾虚便溏者忌服。

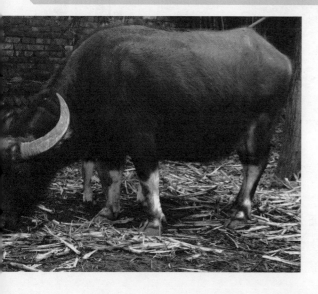

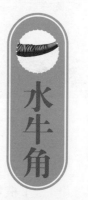

水牛角

别名 牛角尖、沙牛角。

性味归经 苦，寒。归心、肝经。

【来源】为牛科动物水牛的角。

【动物特征】水牛为大家畜，体壮，

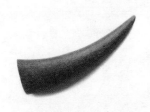

蹄大，额方，鼻宽，嘴向前伸，下颚和颈几乎与地面平行。公母牛皆有角，角呈方楞状或呈三角形，弧形对生，角面多带纹。上颚无门齿及犬齿，臼齿皆强大，颈较短。体躯肥满，腰隆凸，四肢强健，肢具四趾，各有蹄，前2趾着地，后2趾不着地而悬蹄。毛粗硬，稀疏，皮毛黑灰色而有光泽，冬季则为青灰色，品种不多，毛色以灰青、石板青为多，黑色、黄褐色为少，纯白色则较罕见。

【生境分布】全国各地均有饲养，分布于华南、华东地区。

【功效主治】清热凉血，解毒，定惊。用于温病高热，神昏谵语，发斑发疹，吐血衄血，惊风，癫狂。

【用量用法】镑片或粗粉煎服。15～30克，宜先煎3小时以上。水牛角浓缩粉冲服，每次1.5～3克，每日2次。

【使用注意】脾胃虚寒者忌用。

清虚热药

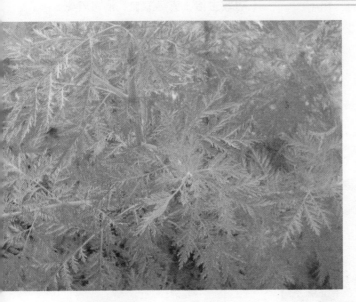

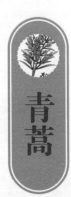

青蒿

别名 草蒿、苦蒿、香蒿、蒿子。

性味归经 苦、辛，寒。归肝、胆经。

【来源】为菊科植物黄花蒿的干燥地上部分。

【植物特征】一年生草木，茎直立，多分枝。叶对生，基生及茎下部的叶花期枯萎，上部叶逐渐变小，呈线形，叶片通常3回羽状深裂，上面无毛或微被稀疏细毛，下面被细柔毛及丁字毛，基部略扩大而抱茎。头状花序小，球形，极多，排列成大的圆锥花序，总苞球形，苞片2～3层，无毛，小花均为管状、黄色，边缘小花雌性，中央为两性花，瘦果椭圆形。

【生境分布】生长于林缘、山坡、荒地。分布于全国各地。

【功效主治】清虚热，除骨蒸，解暑热，截疟，退黄。用于温邪伤阴，夜热早凉，阴虚发热，骨蒸劳热，暑邪发热，疟疾寒热，湿热黄疸。

【用量用法】6～12克，煎服，后下，不宜久煎；或鲜用绞汁服。

【使用注意】脾胃虚弱、肠滑泄泻者忌服。

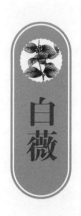

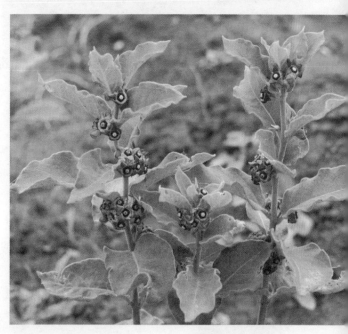

白薇

别名　薇草、春草、白马薇、白龙须、龙胆白薇。

性味归经　苦、咸，寒。归胃、肝、肾经。

【来源】本品为萝藦科植物白薇的干燥根及根茎。

【植物特征】多年生草本，高50厘米。茎直立，常单一，被短柔毛，有白色乳汁。叶对生，宽卵形或卵状长圆形，长5～10厘米，宽3～7厘米。两面被白色短柔毛。伞状聚伞花序，腋生，花深紫色，直径1～1.5厘米，花冠5深裂，副花冠裂片5，与蕊柱几等长。雄蕊5，花粉块每室1个，下垂。蓇葖果单生，先端尖，基部钝形。种子多数，有狭翼，有白色绢毛。

【生境分布】生长于树林边缘或山坡。分布于山东、安徽、辽宁、四川、江苏、浙江、福建、甘肃、河北、陕西等地。

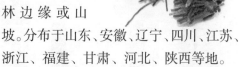

【功效主治】清热凉血，利尿通淋，解毒疗疮。用于温邪伤营发热，阴虚发热，骨蒸劳热，产后血虚发热，热淋，血淋，痈疽肿毒。

【用量用法】5～10克，煎服。

【使用注意】脾胃虚寒、食少便溏者不宜服用。

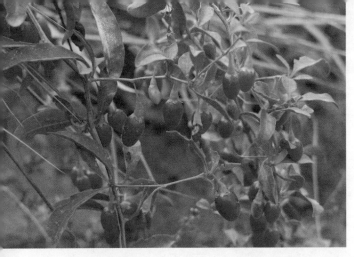

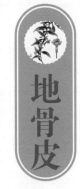
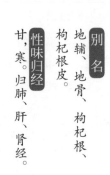

地骨皮

别名

地辅、地骨、枸杞根、枸杞根皮。

性味归经

甘，寒。归肺、肝、肾经。

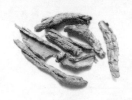

【来源】本品为茄科植物枸杞的干燥根皮。

【植物特征】灌木，高1～2米。枝细长，常弯曲下垂，有棘刺。叶互生或簇生于短枝上，叶片长卵形或卵状披针形，长2～5厘米，宽0.5～1.7厘米，全缘，叶柄长2～10毫米。花1～4朵簇生于叶腋，花梗细；花萼钟状，3～5裂；花冠漏斗状，淡紫色，5裂，裂片与筒部几等长，裂片有缘毛；雄蕊5，子房2室。浆果卵形或椭圆状卵形，长0.5～1.5厘米，红色，内有多数种子，肾形，黄包。

【生境分布】生长于田野或山坡向阳干燥处；有栽培。分布于河北、河南、陕西、四川、江苏、浙江等地。

【功效主治】凉血除蒸，清肺降火。用于阴虚潮热，骨蒸盗汗，肺热咳嗽，咯血，衄血，内热消渴。

【用量用法】9～15克，煎服。

【使用注意】外感风寒发热及脾虚便溏者不宜用。

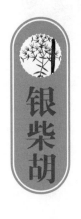

银柴胡

别名

银胡、土参、山菜根、牛肚根、沙参儿、银夏柴胡。

性味归经

甘，微寒。归肝、胃经。

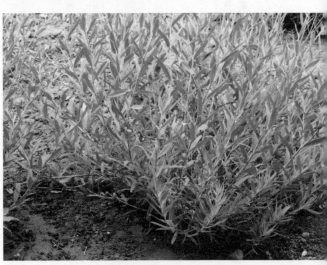

【来源】为石竹科植物银柴胡的干燥根。

【植物特征】多年生草本，高20～40厘米。主根圆柱形，根头部具

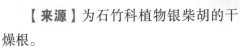

多数疣状突起的茎部残基。茎直立，上部二分枝，节略膨大。叶对生，无柄，叶片披针形，长5～30毫米，宽1.5～4毫米，全缘。二歧聚伞花序，花瓣5，白色，先端二裂。蒴果近球形，外被宿萼，成熟时顶端6齿裂。根类圆柱形，偶有分枝，长15～40厘米，直径1～2.5厘米。根头部有多数茎的残基，呈疣状突起，习称"珍珠盘"。表面淡黄色或灰黄色，有明显的纵皱纹，常向一方扭转。有凹陷的须根痕，习称"砂眼"。

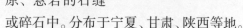

【生境分布】生长于干燥的草原、悬岩的石缝或碎石中。分布于宁夏、甘肃、陕西等地。

【功效主治】清虚热，除疳热。用于阴虚发热，骨蒸劳热，小儿疳热。

【用量用法】3～10克，煎服。

【使用注意】外感风寒、血虚无热者忌用。

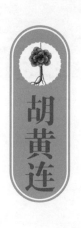

胡黄连

别名 胡连、假黄连、割孤露泽。

性味归经 苦，寒。归肝、胃、大肠经。

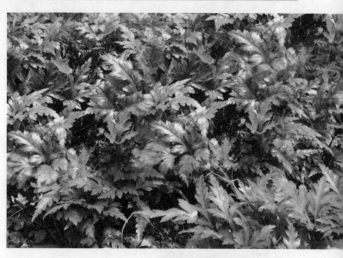

【来源】玄参科植物胡黄连的干燥根茎。

【植物特征】多年生草本，根茎粗壮。叶近基生，常集成莲座状，匙形或倒披针形，长2～7厘米，宽1.5～2.5厘米，边缘具粗锯齿，干时变黑，花葶直立，密集成穗状的圆锥花序，花冠深紫色，具短筒，上唇向前弯曲作盔状，下唇3裂片长达上唇之半；雄蕊4枚。蒴果长卵形。

【生境分布】生长于沟边、沙砾地或高山草甸。西藏胡黄连分布于西藏南部、云南西北部及四川西部。印度胡黄连分布于喜马拉雅山地区、尼泊尔及印度。

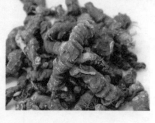

【功效主治】退虚热，除疳热，清湿热。用于骨蒸潮热，小儿疳热，湿热泻痢，黄疸尿赤，痔疮肿痛。

【用量用法】3～10克，煎服。

【使用注意】脾胃虚寒者慎用。

泻下药
XIE XIA YAO

攻下药

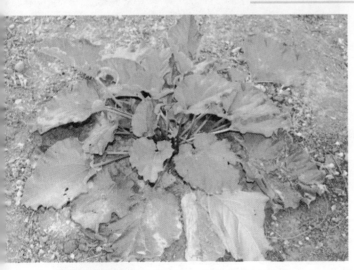

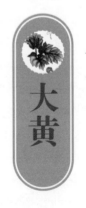

大黄

别名

黄良、将军、肤如、川军、锦纹大黄。

性味归经

苦,寒。归脾、胃、大肠、肝、心包经。

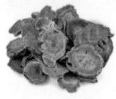

【来源】本品为蓼科植物掌叶大黄、唐古特大黄的干燥根及根茎。

【植物特征】掌叶大黄:多年生高大草本。叶多根生,根生具长柄,叶片广卵形,3～5(～7)深裂至叶片1/2处。茎生叶较小,互生。花小紫红色,圆锥花序簇生。瘦果三角形有翅。

唐古特大黄：与上种相似，不同处：叶片分裂极深，裂片呈细长羽状。花序分枝紧密。常向上贴于茎。

【生境分布】生长于山地林缘半阴湿的地方。分布于四川、甘肃、青海、西藏等地。

【功效主治】泻下攻积，清热泻火，凉血解毒，逐瘀通经，利湿退黄。用于实热积滞便秘，血热吐衄，目赤咽肿，痈肿疔疮，肠痈腹痛，瘀血经闭，产后瘀阻，跌打损伤，湿热痢疾，黄疸尿赤，淋证，水肿；外治水火烫伤。酒大黄善清上焦血分热毒。用于目赤咽肿，齿龈肿痛。熟大黄泻下力缓，泻火解毒。用于火毒疮疡。大黄炭凉血化瘀止血。用于血热有瘀出血症。

【用量用法】3～15克，用于泻下不宜久煎。外用：适量，研末调敷患处。

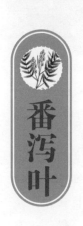

番泻叶

性味归经 甘、苦，寒。归大肠经。

别名 泻叶、泡竹叶、旃那叶。

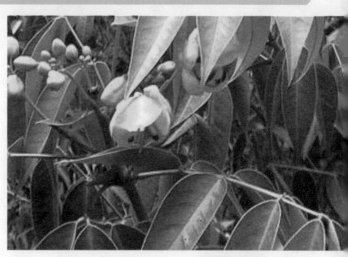

【来源】为豆科植物狭叶番泻的干燥小叶。

【植物特征】狭叶番泻：矮小灌木，高约1米。叶互生，偶数羽状复叶，小叶4～8对。总状花序，花黄色。荚果扁平长方形，长4～6厘米，宽1～1.7厘米，含种子6～7枚。

【生境分布】野生或栽培，原产于干热地带。适宜生长的平均气温低于10℃的日数应有180～200天。土壤要求疏松、排水良好的砂质土或冲积土，土壤微酸性或中性为宜。前者分布于印度、埃及和苏丹。

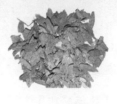

【功效主治】泻热行滞，通便，利水。用于热结积滞，便秘腹痛，水肿胀满。

【用量用法】2～6克，入煎剂宜后下，或开水泡服。

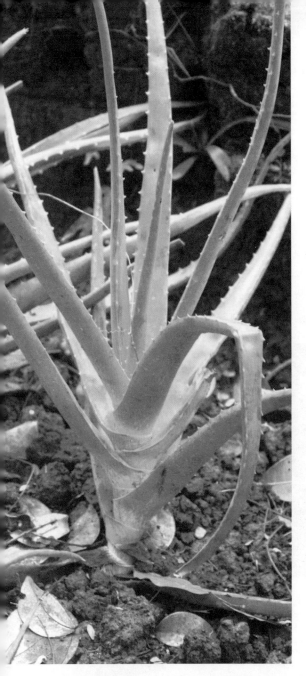

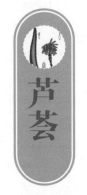

别名 奴会、卢会、象胆、讷会、劳伟。

性味归经 苦,寒。归肝、胃、大肠经。

【来源】
为百合科植物库拉索芦荟的汁液经浓缩的干燥物。习称"老芦荟"。

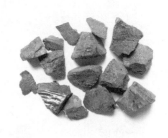

【植物特征】多年生草本。茎极短。叶簇生于茎顶,直立或近于直立,肥厚多汁;呈狭披针形,长15～36厘米,宽2～6厘米,先端长渐尖,基部宽阔,粉绿色,边缘有刺状小齿。花茎单生或稍分枝,高60～90厘米;总状花序疏散;花点垂,长约2.5厘米,黄色或有赤色斑点;花被管状,6裂,裂片稍外弯;雄蕊6,花药丁字着生;雌蕊1,3室,每室有多数胚珠。蒴果,三角形,室背开裂。花期2～3月。

【生境分布】生长于排水性能良好、不易板结的疏松土质中。福建、台湾、广东、广西、四川、云南等地有栽培。

【功效主治】泻下通便,清肝泻火,杀虫疗疳。用于热结便秘,惊痫抽搐,小儿疳积;外治湿癣。

【用量用法】2～5克,宜入丸、散。外用:适量,研末敷患处。

【使用注意】脾胃虚弱、食少便溏及孕妇忌用。

润下药

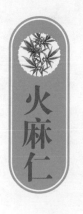

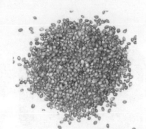

别名 麻仁、火麻、线麻子、大麻仁。

性味归经 甘,平。归脾、胃、大肠经。

火麻仁

【来源】为桑科植物大麻的干燥成熟果实。

【植物特征】一年生直立草本,高1～3米。掌状叶互生或下部对生,全裂,裂片3～11枚,披针形至条状披针形,下面密被灰白色毡毛。花单性,雌雄异株;雄花序为疏散的圆锥花序,黄绿色,花被片5;雌花簇生于叶腋,绿色,每朵花外面有一卵形苞片。瘦果卵圆形,质硬,灰褐色,有细网状纹,为宿存的黄褐色苞片所包裹。

【生境分布】生长于土层深厚、疏松肥沃、排水良好的沙质土壤或黏质土壤里。分布于东北、华北、华东、中南等地。

【功效主治】润肠通便。用于血虚津亏,肠燥便秘。

【用量用法】10～15克,煎服。打碎入煎。

【使用注意】火麻仁大量食入,可引起中毒。

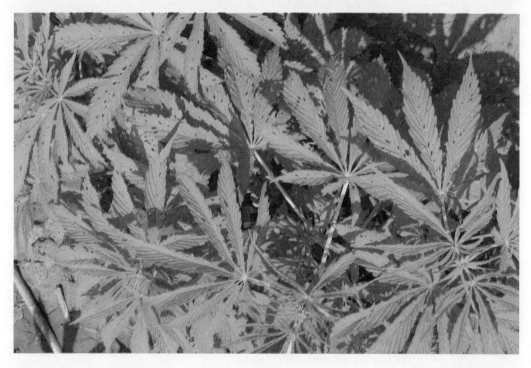

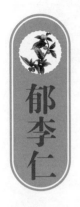

郁李仁

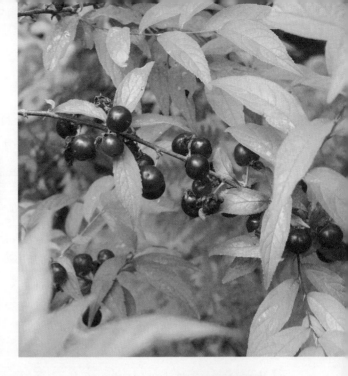

【来源】本品为蔷薇科植物欧李、郁李或长柄扁桃的干燥成熟种子。前两种习称"小李仁"，后一种习称"大李仁"。

【植物特征】欧李：落叶灌木，高1～1.5米，树皮灰褐色，多分枝，小枝被柔毛。叶互生，叶柄短；叶片长圆形或椭圆状披针形，长2.5～5厘米，宽2厘米，先端尖，基部楔形，边缘有浅细锯齿，下面沿主脉散生短柔毛；托叶线形，边缘有腺齿，早落。花与叶同时开放，单生或2朵并生，花梗有稀疏短柔毛；花萼钟状，萼片5，花后反折；花瓣5，白色或粉红色；倒卵形，长4～6毫米；雄蕊多数，花丝线形，雌蕊1，子房近球形，1室。核果近球形，直径约1.5厘米，熟时鲜红色，味酸甜。核近球形，顶端微尖，表面有1～3条沟。种子卵形稍扁。

郁李：与上种相似，唯小枝纤细，无毛。叶卵形或宽卵形，先端长尾状，基部圆形，边缘有锐重锯齿。核果暗红色，直径约1厘米。

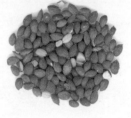

长柄扁桃：本种与上种形态相似，但灌木较矮小，高仅1～2米；叶片先端常不分裂，边缘具不整齐粗锯齿；核宽卵形，先端具小突尖头，表面平滑或稍有皱纹。花期5月，果期7～8月。

【生境分布】生长于荒山坡或沙丘边。分布于黑龙江、吉林、辽宁、内蒙古、河北、山东等地。

【功效主治】润燥滑肠，下气利水。用于津枯肠燥，食积气滞，腹胀便秘，水肿，脚气，小便不利。

【用量用法】6～10克，煎服。打碎入煎。

【使用注意】孕妇慎用。

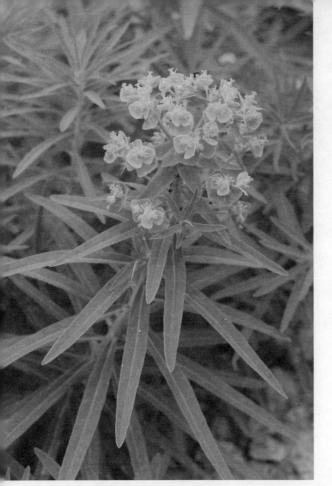

峻下逐水药

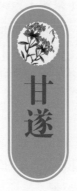

甘遂

别名

陵泽、陵藁、重泽、苦泽、甘泽、猫儿眼根、肿手花根。

性味归经

苦，寒；有毒。归肺、肾、大肠经。

【来源】为大戟科植物甘遂的干燥块根。

【植物特征】多年生草本，高25～40厘米，全株含白色乳汁。茎直立，下部稍木质化，淡红紫色，下部绿色，叶互生，线状披针形或披针形，先端钝，基部宽楔形或近圆形，下部叶淡红紫色。杯状聚伞花序，顶生，稀腋生；总苞钟状，先端4裂，腺体4；花单性，无花被；雄花雄蕊1枚，雌花花柱3，每个柱头2裂。蒴果近球形。

【生境分布】生长于低山坡、沙地、荒坡、田边和路旁等。分布于陕西、河南、山西等地。

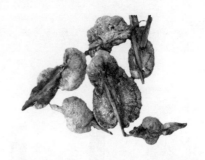

【功效主治】泻水逐饮，消肿散结。用于水肿胀满，胸腹积水，痰饮积聚，气逆喘咳，二便不利，风痰癫痫，痈肿疮毒。

【用量用法】0.5～1.5克，炮制后多入丸散用。外用：适量，生用。

【使用注意】虚弱者及孕妇忌用。不宜与甘草同用。

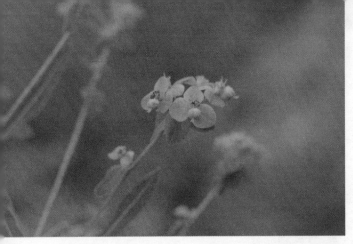

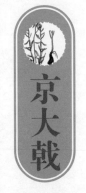

京大戟

别名
大戟、龙虎草、将军草、膨胀草、震天雷

性味归经
苦,寒,;有毒。归肺、脾、肾经。

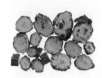

【来源】为大戟科植物大戟的干燥根。

【植物特征】多年生草本,全株含乳汁。茎直立,被白色短柔毛,上部分枝。叶互生,长圆状披针形至披针形,长3～8厘米,宽5～13毫米,全缘。伞形聚伞花序顶生,通常有5伞梗,腋生者多只有口梗,伞梗顶生1杯状聚伞花序,其基部轮生卵形或卵状披针形苞片5,杯状聚伞花序总苞坛形,顶端4裂,腺体椭圆形;雄花多数,雄蕊1;雌花1,子房球形,3室,花柱3,顶端2浅裂。蒴果三棱状球形,表面有疣状突起。花期4～5月,果期6～7月。

【生境分布】生长于山坡、路旁、荒地、草丛、林缘及疏林下。分布于江苏、四川、江西、广西等地。

【功效主治】泻水逐饮,消肿散结。用于水肿胀满,胸腹积水,痰饮积聚,气逆喘咳,二便不利,痈肿疮毒,瘰疬痰核。

【用量用法】1.5～3克,煎服。入丸散服,每次1克。外用:适量,生用。内服醋制用,以减低毒性。

【使用注意】虚弱者及孕妇忌用,不宜与甘草同用。

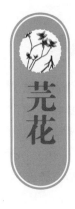

芫花

别名
儿草、赤芫、败花、毒鱼、杜芫、头痛花、闹鱼花、棉花条。

性味归经
苦、辛,温;有毒。归肺、脾、肾经。

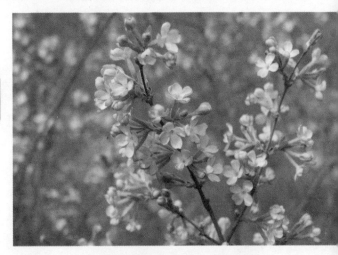

【来源】为瑞香科植物芫花的干燥花蕾。

【植物特征】本品为落叶灌木,幼枝密被淡黄色绢毛,柔韧。单叶对生,稀互生，具短柄或近无柄。叶片长椭圆形或卵状披针形，长2.5～5厘米，宽0.5～2厘米，先端急尖，基部楔形，幼叶下面密被淡黄色绢状毛。花先叶开放，淡紫色或淡紫红色，3～7朵排成聚伞花丛，顶生及腋生，通常集于枝顶；花被筒状，长1.5厘米，外被绢毛，裂片4，卵形，约为花全长的1/3；雄蕊8枚，2轮，分别着生于花被筒中部及上部；子房密被淡黄色柔毛。核果长圆形，白色。

【生境分布】生长于路旁及山坡林间。分布于长江流域以南及山东、河南、陕西等地。

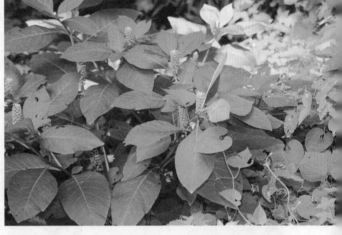

【功效主治】泻水逐饮；外用杀虫疗疮。用于水肿胀满，胸腹积水，痰饮积聚，气逆喘咳，二便不利；外治疥癣秃疮，痈肿，冻疮。

【用量用法】1.5～3克，醋芫花研末吞服，一次0.6～0.9克，每日1次。外用：适量。

【使用注意】虚弱者及孕妇忌用。不宜与甘草同用。

商陆

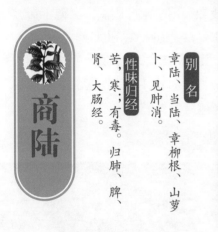

別名
章陆、当陆、章柳根、山萝卜、见肿消。

性味归经
苦，寒；有毒。归肺、脾、肾、大肠经。

【来源】本品为商陆科植物商陆或垂序商陆的干燥根。

【植物特征】多年生草本，全株光滑无毛。根粗壮，圆锥形，肉质，外皮淡黄色，有横长皮孔，侧根甚多。茎绿色或紫红色，多分枝。单叶互生，具柄，柄的基部稍扁宽；叶片卵状椭圆形或椭圆形，先端急尖或渐尖，基部渐狭，全缘。总状花序生于枝端或侧生于茎上，花序直立；花初为白色后渐变为淡红色。浆果，扁圆状，有宿萼，熟时呈深红紫色或黑色。种子肾形黑色。

【生境分布】生长于路旁疏林下或栽培于庭院。分布于全国大部分地区。

【功效主治】逐水消肿，通利二便；外用解毒散结。用于水肿胀满，二便不利；外治痈肿疮毒。

【用量用法】3～9克。外用：适量，煎汤熏洗。

【使用注意】孕妇忌用。

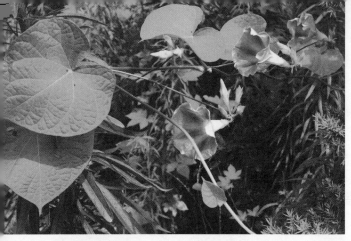

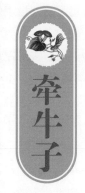

牵牛子

别名

白丑、黑丑、白牵牛、黑牵牛、喇叭花。

性味归经

苦，寒；有毒。归肺、肾、大肠经。

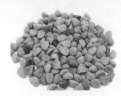

【来源】本品为旋花科植物裂叶牵牛的干燥成熟种子。

【植物特征】一年生缠绕性草质藤本。全株密被粗硬毛。叶互生，近卵状心形，叶片3裂，具长柄。花序有花1~3朵，总花梗稍短于叶柄，腋生；萼片5，狭披针形，中上部细长而尖，基部扩大，被硬毛；花冠漏斗状，白色、蓝紫色或紫红色，顶端5浅裂。蒴果球形，3室，每室含2枚种子。

【生境分布】生长于山野灌木丛中、村边、路旁；多栽培。全国各地均有分布。

【功效主治】泻水通便，消痰涤饮，杀虫攻积。用于水肿胀满，二便不通，痰饮积聚，气逆喘咳，虫积腹痛。

【用量用法】3~6克，煎服，或入丸、散服，每次1.5~3克，本品炒用药性减缓。

【使用注意】孕妇忌用。不宜与巴豆、巴豆霜同用。

巴豆

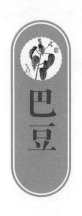

别名

巴菽、巴米、巴果、贡仔、刚子、江子、八百力、毒点子。

性味归经

辛，热；有大毒。归胃、大肠经。

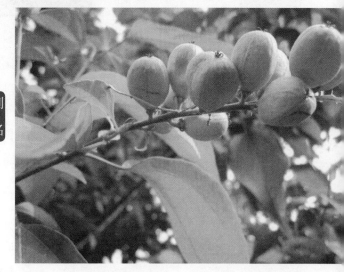

【来源】为大戟科植物巴豆的干燥成熟果实。

【植物特征】常绿小乔木。叶互生，卵形至矩圆状卵形，顶端渐尖，两面被稀疏的星状毛，近叶柄处有2腺体。花小，成顶生的总状花序，雄花生上，雌花在下；

蒴果类圆形，3室，每室内含1粒种子。果实呈卵圆形或类圆形。长1.5～2厘米，直径1.4～1.9厘米。表面黄白色，有6条凹陷的纵棱线。去掉果壳有3室，每室有1枚种子。

【生境分布】多为栽培植物；野生于山谷、溪边、旷野，有时亦见于密林中。

分布于四川、广西、云南、贵州等省区。

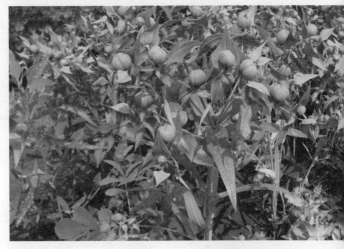

【功效主治】外用蚀疮。用于恶疮疥癣，疣痣。

【用量用法】外用：适量，研末涂患处，或捣烂以纱布包擦患处。

【使用注意】孕妇及体弱者忌用。不宜与牵牛子同用。

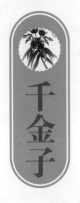

千金子

别名 联步、小巴豆、续随子、千两金、菩萨豆。

性味归经 辛，温；有毒。归肝、肾、大肠经。

【来源】为大戟科植物续随子的干燥成熟种子。

【植物特征】二年生草本；高达1米，全株表面微被白粉，含白色乳汁；茎直立，粗壮，无毛，多分枝。单叶对生，茎下部叶较密而狭小，线状披针形，无柄；往上逐渐增大，茎上部叶具短柄，叶片广披针形，长5～15厘米，基部略呈心形而多少抱茎，全缘。花单性，呈圆球形杯状聚伞花序，再排成聚伞花序；各小聚伞花序有卵状披针形苞片2枚，总苞杯状，4～5裂；裂片三角状披针形，腺体4，黄绿色，肉质，略呈新月形；雄花多数，无花被，每花有雄蕊1枚，略长于总苞，药黄白色；雌花1朵，子房三角形，3室，每室具一胚珠，花柱3裂。蒴果近球形。

【生境分布】生长于向阳山坡，各地也有野生，分布于四川、辽宁、吉林等地。

【功效主治】泻下逐水，破血消癥；外用疗癣蚀疣。用于二便不通，水肿，痰饮，积滞胀满，血瘀经闭；外治顽癣，疣赘。

【用量用法】1～2克，去壳，去油用，多入丸、散服。外用：适量，捣烂敷患处。

【使用注意】孕妇及体弱便溏者忌服。

祛风湿药
— QU FENG SHI YAO —

祛风寒湿药

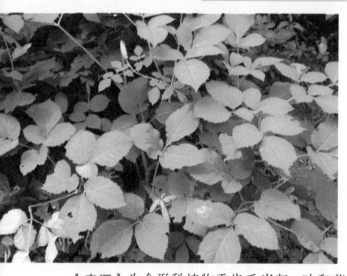

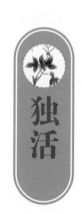

别名

独滑、大活、川独活、胡王使者、巴东独活。

性味归经

辛、苦，微温。归肾、膀胱经。

独活

【来源】为伞形科植物重齿毛当归的干燥根。

【植物特征】多年生草本，高60～100厘米，根粗大。茎直立，带紫色。基生叶和茎下部叶的叶柄细长，基部成鞘状；叶为2～3回3出羽状复叶，小叶片3裂，最终裂片长圆形，两面均被短柔毛，边缘有不整齐重锯齿；茎上部叶退化成膨大的叶鞘。复伞形花序顶生或侧生，密被黄色短柔毛，伞幅10～25，极少达45，不等长；小伞形花序具花15～30朵；小总苞片5～8；花瓣5，白色，雄蕊5；子房下位。双悬果背部扁平，长圆形，侧棱翅状，分果槽棱间有油管1～4个，合生面有4～5个。

【生境分布】生长于山谷沟边或草丛中，有栽培。

分布于湖北、四川等地。

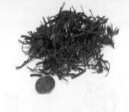

【功效主治】祛风除湿，通痹止痛。用于风寒湿痹，腰膝疼痛，少阴伏风头痛，风寒挟湿头痛。

【用量用法】3～10克，煎服。外用：适量。

【使用注意】本品辛温燥散，凡非风寒湿邪而属气血不足之痹症当忌用。

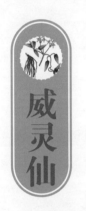

威灵仙

别名 灵仙、黑须根、黑骨头、铁脚威灵仙、黑脚威灵仙。

性味归经 辛、咸，温。归膀胱经。

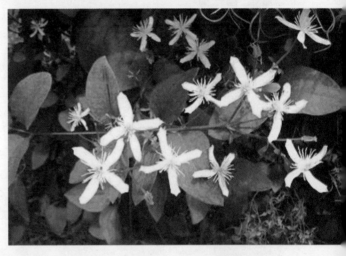

【来源】为毛茛科植物威灵仙、棉团铁线莲或东北铁线莲的干燥根及根茎。

【植物特征】为藤本，干时地上部分变黑。根茎丛生多数细根。叶对生，羽状复叶，小叶通常5片，稀为3片，狭卵形或三角状卵形，长1.2～6厘米，宽1.3～3.2厘米，全缘，主脉3条。圆锥花序顶生或腋生；萼片4（有时5），花瓣状，白色，倒披针形，外被白色柔毛；雄蕊多数；心皮多数，离生，被毛。瘦果，扁卵形，花柱宿存，延长呈羽毛状。根茎呈圆柱状，表面淡棕黄色，上端残留茎基，下侧着生多数细根。

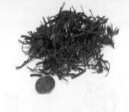

【生境分布】生长于山谷、山坡或灌木丛中。

分布于江苏、浙江、江西、安徽、四川、贵州、福建、广东、广西等地。

【功效主治】祛风湿，通经络。用于风湿痹痛，肢体麻木，筋脉拘挛，屈伸不利。

【用量用法】6～10克，煎服。外用：适量。

【使用注意】本品辛散走窜，气血虚弱者慎服。

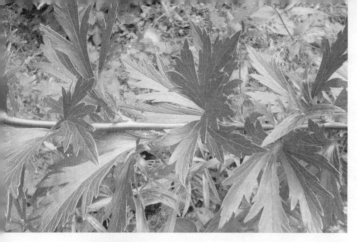

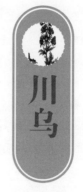

川乌

别名 乌头、草乌、五毒、乌喙、铁花、鹅儿花。

性味归经 辛、苦，热；有大毒。归心、肝、肾、脾经。

【来源】为毛茛科植物乌头的干燥母根。

【植物特征】多年生草本，高60~150厘米。主根纺锤形或倒卵形，中央的为母根，周围数个根（附子）。叶片五角形，3全裂，中央裂片菱形，两侧裂片再2深裂。总状圆锥花序狭长，密生反曲的微柔毛；花片5，蓝紫色（花瓣状），上裂片高盔形，侧萼片近圆形；花瓣退化，其中两枚变成蜜叶，紧贴盔片下有长爪，距部扭曲；雄蕊多数分离，心皮3~5，通常有微柔毛。蓇葖果；种子有膜质翅。

【生境分布】生长于山地草坡或灌木丛中。分布于四川、陕西等地。

【功效主治】祛风除湿，温经止痛。用于风寒湿痹，关节疼痛，心腹冷痛，寒疝作痛及麻醉止痛。

【用量用法】一般炮制后用。一般在中药的配方里，川乌用量多为15~30克，剂量最好不超过60克。久煎，最好煎两小时以上。同干姜、甘草同用可降低毒性。

【使用注意】孕妇忌用；不宜与贝母类、半夏、白蔹、白及、天花粉、瓜蒌等同用；内服一般应炮制用，生品内服宜慎；酒浸、酒煎服易致中毒，应慎用。

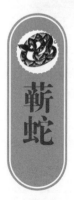

蕲蛇

别名 百步蛇、白花蛇。

性味归经 甘、咸，温；有毒。归肝经。

【来源】为蝰科动物五步蛇的干燥体。

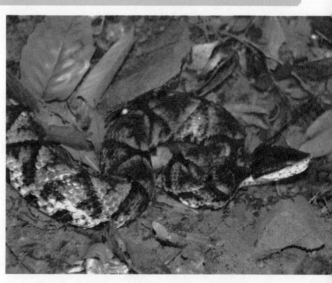

【动物特征】头大扁平，呈三角形，吻端翘起，背面棕黑色，头侧土黄色，二色截然分明，背上具灰白色菱方形块17～19个，尾部3～5个。此斑由左右两侧大三角斑在背正中合拢形成，偶尔也有交错排列，斑边缘色深，腹面乳白色；咽喉部有排列不规则的小黑点；腹中央和两侧有大黑圆斑。尾末端有一尖突。具长管牙，吻端由鼻间鳞与吻鳞尖出形成一上翘的突起，鼻孔与眼之间有一椭圆形颊窝，它是热测位器。体鳞23-21-17行，具强棱。腹鳞157-171片。尾下鳞40-60，其前端约20枚为单行，个别成对，后段为双行。

末端鳞片角质化形成一尖突物。

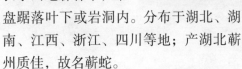

【生境分布】生长于山地森林中，常盘踞落叶下或岩洞内。分布于湖北、湖南、江西、浙江、四川等地；产湖北蕲州质佳，故名蕲蛇。

【功效主治】祛风，通络，止痉。用于风湿顽痹，麻木拘挛，中风口眼㖞斜，半身不遂，抽搐痉挛，破伤风，麻风，疥癣。

【用量用法】3～9克，煎汤，研末吞服，每次1～1.5克，每日2～3次。或酒浸、熬膏、入丸散服。

【使用注意】阴虚内热者忌服。

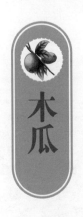

木瓜

【别名】酸木瓜、秋木瓜、铁脚梨、贴梗海棠、皱皮木瓜。

【性味归经】酸，温。归肝、脾经。

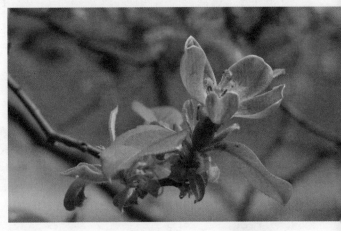

【来源】为蔷薇科植物贴梗海棠的干燥近成熟果实。习称"皱皮木瓜"。

【植物特征】落叶灌木，高达2米，小枝无毛，有刺。叶片卵形至椭圆形，边缘有尖锐重锯齿；托叶大，肾形或半圆形，有重锯齿。花3～5朵簇生于两年生枝上，先叶开放，绯红色稀淡红色或白色；萼筒钟状，基部合生，无毛。梨果球形或长圆形，木质，黄色或带黄绿色，干后果皮皱缩。

【生境分布】生长于山坡地、田边地角、房前屋后。分布于山东、河南、陕西、安徽、江苏、湖北、四川、广西等地。

【功效主治】舒筋活络，和胃化湿。用于湿痹拘挛，腰膝关节酸重疼痛，暑湿吐泻，转筋挛痛，脚气水肿。

【用量用法】6～9克，煎服。

【使用注意】内有郁热、小便短赤者忌服。

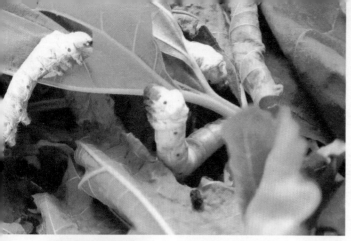

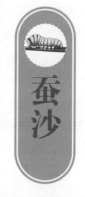

蚕沙

别名 晚蚕矢、原蚕屎、二蚕沙、晚蚕沙、马鸣肝。

性味归经 甘、辛，温。归肝、脾、胃经。

【来源】为蚕蛾科昆虫家蚕蛾幼虫的粪便。

【动物特征】家蚕蛾，雌、雄蛾全身均密被白色鳞片。体长 1.6 ～ 2.3 厘米，翅展 3.9 ～ 4.3 厘米。体翅黄白色至灰白色。前翅外缘顶角后方向内凹切，各横线色稍暗，不甚明显，端线与翅脉灰褐色，后翅较前翅色淡，边缘有鳞毛稍长。雌蛾腹部肥硕，末端钝圆；雄蛾腹部狭窄，末端稍尖。幼虫即家蚕，体色灰白至白色，胸部第 2、第 3 节稍见膨大，有皱纹。腹部第 8 节背面有一尾角。

【生境分布】育蚕地区皆产。以江苏、浙江、四川、湖南等地产量最多。

【功效主治】祛风湿，和胃化湿。

【用量用法】5 ～ 15 克，煎服，宜布包入煎。外用：适量。

【使用注意】瘫痪筋骨不遂，由血虚所致而无风湿之邪者，不宜用。

伸筋草

别名 狮子草、舒筋草、小伸筋、金毛狮子草。

性味归经 微苦、辛，温。归肝、脾、肾经。

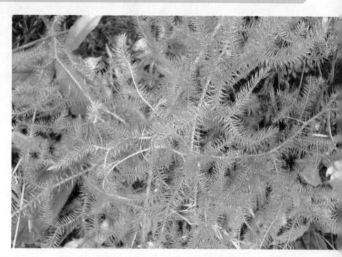

【来源】为石松科植物石松的干燥全草。

【植物特征】多年生草本，高 15 ～ 30 厘米；匍匐茎蔓生，营养茎常为二歧分枝。叶密生，钻状线形，长 3 ～ 5 毫米，宽约 1 毫米，先端渐尖，具易落芒状长尾，全缘，中脉在叶背明显，无侧脉或小脉，孢子枝从第二第三年营养枝上长出，远高出营养枝，叶疏生。孢子囊穗长 2 ～ 5 厘米，单生或 2 ～ 6 个生于长柄上。孢子叶卵状三角形，先端急尖而具尖尾，有短柄，黄绿色，边缘膜质，具不规则锯齿，孢子囊肾形。

【生境分布】生长于疏林下荫蔽处。分布于浙江、湖北、江苏等地。

【功效主治】祛风除湿，舒筋活络。用于关节酸痛，屈伸不利。

【用量用法】3～12克，煎服。外用：适量。

【使用注意】孕妇慎服。

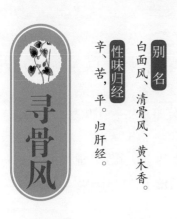

寻骨风

别名 白面风、清骨风、黄木香。

性味归经 辛、苦，平。归肝经。

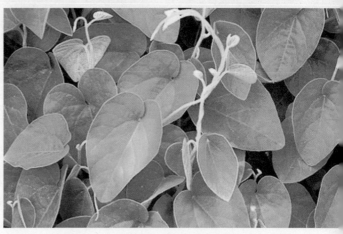

【来源】为马兜铃科植物绵毛马兜铃的根茎或全草。

【植物特征】多年生草质藤本。根细长，圆柱形。嫩枝密被灰白色长绵毛。叶互生；叶柄长2～5厘米，密被白色长绵毛。叶片卵形、卵状心形，长3.5～10厘米，宽2.5～8厘米，先端钝圆至短尖，基部心形，两侧裂寻骨风片广展，弯缺深1～2厘米，边全缘，上面被糙伏毛，下面密被灰色或白色长绵毛，基出脉5～7条。花单生于叶腋；花梗长1.5～3厘米，直立或近顶端向下弯；小苞片卵形或长卵形，两面被毛；花被管中部急剧弯曲，弯曲处至檐部较下部而狭，外面密生白色长绵毛；檐部盘状，直径2～2.5厘米，内面无毛或稍微柔毛，浅黄色，并有紫色网纹，外面密生白色长绵毛，边缘浅3裂，裂片先端短尖或钝，喉部近圆形，稍呈邻状突起，紫色；花药成对贴生于合蕊柱近基部；子房圆柱形，密被白色长绵毛；合蕊柱近基部；子房圆珠笔柱形，密被白色长绵毛；合蕊柱裂片先端钝圆，边缘向下延伸，并具乳头状突起。蒴果长圆状或椭圆状倒卵形，具6条呈波状或扭曲的棱或翅，毛常脱落，成熟时自先端向下6瓣开裂。种子卵状三角形。花期4～6月，果期8～10月。

【生境分布】生长于山坡草丛及路旁、田边。分布于河南、江苏、江西等地。

【功效主治】祛风湿，通络止痛。用于风湿痹痛，肢体麻木，脘腹疼痛等。

【用量用法】10～15克，煎服。外用：适量。

【使用注意】阴虚内热者忌用。

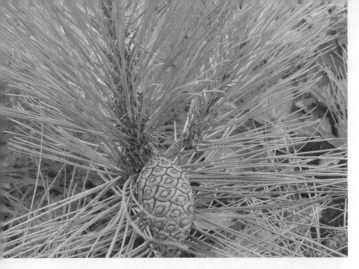

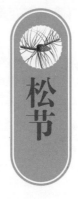

松节

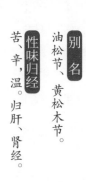

别名 油松节、黄松木节。

性味归经 苦、辛，温。归肝、肾经。

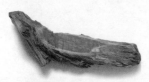

【来源】为松科植物油松、马尾松、赤松等枝干的结节。

【植物特征】常绿乔木。针叶长13～20厘米，2枚一束，细柔；树脂管4～7个，边生；叶鞘宿存。花单性同株；雄球花丛生于当年枝顶端。球果卵形，熟时栗色，鳞盾平或略肥厚，微具横脊，鳞脐微凹，无刺尖。种子有翅。

【生境分布】生长于山地。全国大部分地区有产。

【功效主治】祛风湿，通络止痛。

【用量用法】10～15克，煎服。外用：适量。

【使用注意】阴虚血燥者慎服。

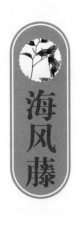

海风藤

别名 风藤、巴岩香。

性味归经 辛、苦，微温。归肝经。

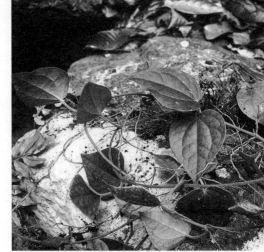

【来源】为胡椒科植物风藤的干燥藤茎。

【植物特征】常绿木质藤本，全株有香气。茎枝长约3米，有条棱，具节，节上生不定根，幼枝疏被短柔毛。叶互生，卵形或卵状披针形，长5～8厘米，宽2～6厘米，先端渐尖，基部近圆形，上部叶有时基部近截形，全缘，质稍厚，无毛，上面暗绿色，下面淡绿色，有白色腺点，叶脉5~7条，叶柄长约1厘米。穗状花序与叶对生，花单性，无花被，雌雄异株，雄花序长3~5.5厘米，苞片盾状，雄蕊2枚；雌花序长1~2厘米；浆果近球形，褐黄色，直径3~4毫米。藤茎呈扁长圆柱形，微弯曲，长短不等。

【生境分布】生长于深山的树林中或海岸。分布于广东、福建、台湾等地。

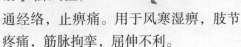

【功效主治】祛风湿，通经络，止痹痛。用于风寒湿痹，肢节疼痛，筋脉拘挛，屈伸不利。

【用量用法】6~12克，煎服。外用：适量。

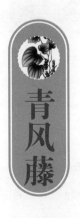

青风藤

别名 青藤、毛青藤。

性味归经 苦、辛，平。归肝、脾经。

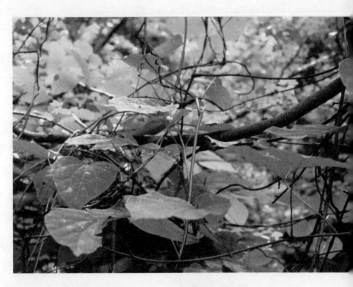

【来源】为防己科植物青藤及毛青藤的干燥根茎。

【植物特征】多年生木质藤本，长可达20米，茎圆柱形，灰褐色，具细沟纹。叶互生，厚纸质或革质，卵圆形，先端渐尖或急尖，基部稍心形或近截形，全缘或3~7角状浅裂，上面绿色，下面灰绿色，近无毛。花单性异株，聚伞花序排成圆锥状，花淡黄色。核果扁球形，熟时暗红色，种子半月形。

【生境分布】生长于沟边、山坡林缘及灌丛中，攀缘于树上或岩石上。分布于长江流域及其以南各地。

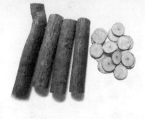

【功效主治】祛风湿，通经络，利小便。用于风湿痹痛，关节肿胀，麻痹瘙痒。

【用量用法】6~12克，煎服。外用：适量。

【使用注意】脾胃虚寒者慎服。

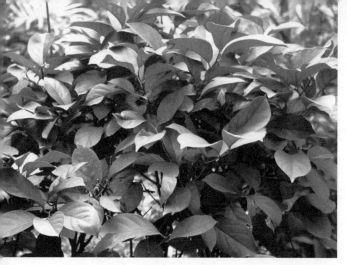

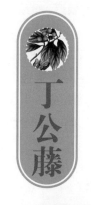

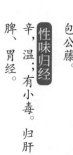

丁公藤

【别　名】包公藤。

【性味归经】辛，温；有小毒。归肝、脾、胃经。

【来源】为旋花科植物丁公藤或光叶丁公藤的干燥藤茎。

【植物特征】攀缘藤本。幼枝被密柔毛，老枝无毛。叶互生，革质，椭圆形、长圆形或倒卵形，长5～15厘米，宽2～6厘米，先端钝尖、急尖或短渐尖，基部楔形，全缘，干时显铁青色或暗绿色，下面有光泽，具小斑点。总状聚伞花序腋生或顶生，密被锈色短柔毛；花小，金黄色或黄白色；萼片5，外被褐色柔毛；花冠浅钟状，长9～10毫米，5深裂，裂片2裂，外被紧贴的橙色柔毛；雄蕊5，着生在冠管上，花药卵状三角形，顶端锥尖；子房1室，胚珠4。浆果珠形，具宿萼。种子1粒。花期6～8月，果期8～10月。

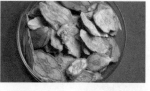

【生境分布】生长于山地丛林中，常攀缘于树上。分布于广东等地。

【功效主治】祛风除湿，消肿止痛。用于风湿痹痛，半身不遂，跌扑肿痛。

【用量用法】3～6克，煎服，或配制酒剂，内服或外搽。

【使用注意】本品有强烈的发汗作用，虚弱者慎用，孕妇忌服。

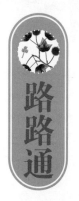

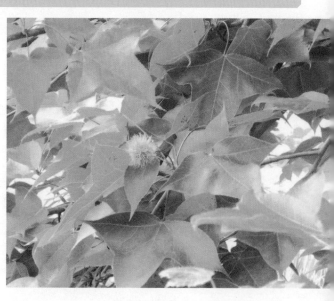

路路通

【别　名】枫实、枫香果、九空子。

【性味归经】苦，平。归肝、肾经。

【来源】为金缕梅科植物枫香树的干燥成熟果序。

【植物特征】落叶乔木，高20～40米。树皮灰褐色，方块状剥落。叶互生；叶柄长3～7厘米；托叶线形，早落；叶片心形，常3裂，幼时及萌发枝上的叶多为掌状5裂，长6～12厘米，宽8～15厘米，裂片卵状三角形或卵形，先端尾状渐尖，基部心形，边缘有细锯齿，齿尖有腺状突。花单性，雌雄同株，无花被；雄花淡黄绿色，成荑莛花序再排成总状，生于枝顶；雄蕊多数，花丝不等长；雌花排成圆球形的头状花序；萼齿5，钻形；子房半下位，2室，花柱2，柱头弯曲。头状果序圆球形，直径2.5～4.5厘米，表面有刺，蒴果有宿存花萼和花柱，两瓣裂开，每瓣2浅裂。种子多数，细小，扁平。花期3～4月，果期9～10月。

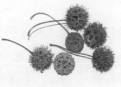

【生境分布】生长于湿润及土壤肥沃的地方。全国大部分地区有产。

【功效主治】祛风活络，利水，通经。用于关节痹痛，麻木拘挛，水肿胀满，乳少，经闭。

【用量用法】5～10克，煎服。外用：适量。

【使用注意】月经过多者及孕妇忌服。

祛风湿热药

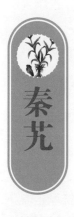

秦艽

别名
秦胶、左扭、大艽、西秦艽、左秦艽、萝卜艽。

性味归经
辛、苦，平。归胃、肝、胆经。

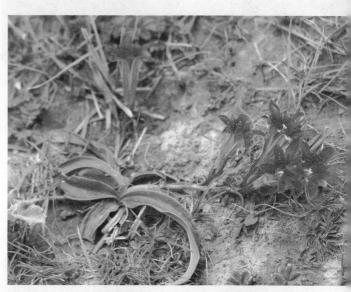

【来源】为龙胆科植物秦艽、麻花秦艽、粗茎秦艽或小秦艽的干燥根。前三种按性状不同分别习称"秦艽"和"麻花艽"，后一种习称"小秦艽"。

【植物特征】多年生草本植物，高30～60厘米，茎单一，

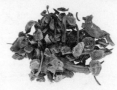

圆形，节明显，斜升或直立，光滑无毛。基生叶较大，披针形，先端尖，全缘，平滑无毛，茎生叶较小，对生，叶基联合，叶片平滑无毛。聚伞花序由多数花簇生枝头或腋生作轮状，花冠蓝色或蓝紫色。蒴果长椭圆形。种子细小，距圆形，棕色，表面细网状，有光泽。

【生境分布】生长于山地草甸、林缘、灌木丛与沟谷中。分布于陕西、甘肃等地。

【功效主治】祛风湿，清湿热，止痹痛，退虚热。用于风湿痹痛，中风半身不遂，筋脉拘挛，骨节酸痛，湿热黄疸，骨蒸潮热，小儿疳积发热。

【用量用法】3 ~ 10 克，煎服。

【使用注意】久痛虚羸、溲多、便滑者忌服。

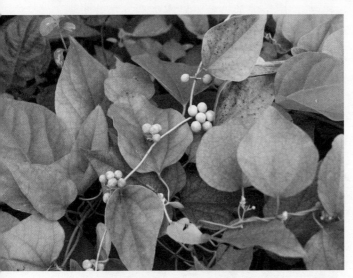

防己

别名　石解、解离、载君行。

性味归经　苦，寒。归膀胱、肺经。

【来源】为防己科植物粉防己的干燥根。习称"汉防己"。

【植物特征】木质藤本，主根为圆柱形。单叶互生，长椭圆形或卵状披针形，先端短尖，基部圆形，全缘，下面密被褐色短柔毛总状花序，有花1 ~ 3朵，被毛花被下部呈弯曲的筒状，长约5厘米，上部扩大，三浅裂，紫色带黄色斑纹，子房下位。蒴果长圆形，具6棱，种子多数。根呈圆柱形或半圆柱形，直径1.5 ~ 4.5厘米，略弯曲，弯曲处有横沟。表面粗糙，灰棕色或淡黄色质坚硬不易折断，断面粉性，可见放射状的木质部（俗称车轮纹）。

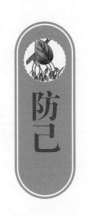

【生境分布】生长于山野丘陵地、草丛或矮林边缘。分布于安徽、浙江、江西、福建等地。

【功效主治】利水消肿，祛风止痛。用于风湿痹痛，水肿脚气，小便不利，湿疹疮毒。

【用量用法】5 ~ 10 克，煎服。

【使用注意】本品大苦大寒易伤胃气，胃纳不佳及阴虚体弱者慎服。

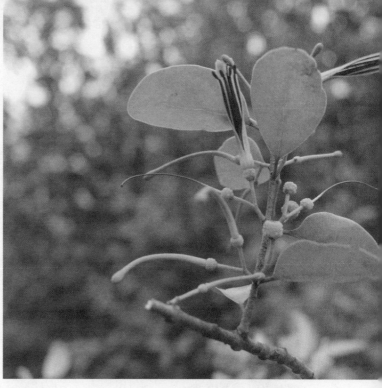

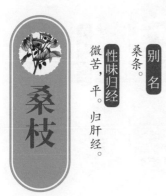

桑枝

别名
桑条。

性味归经
微苦，平。归肝经。

【来源】为桑科植物桑的干燥嫩枝。

【植物特征】落叶灌木或小乔木，高3～15米。树皮灰白色，有条状浅裂；根皮黄棕色或红黄色，纤维性强。单叶互生；叶柄长1～2.5厘米；叶片卵形或宽卵形，长5～20厘米，宽4～10厘米，先端锐尖或渐尖，基部圆形或近心形，边缘有粗锯齿或圆齿，有时有不规则的分裂，上面无毛，有光泽，下面脉上有短毛，腋间有毛，基出脉3条与细脉交织成网状，背面较明显；托叶披针形，早落。花单性，雌雄异株；雌、雄花序均排列成穗状菜荑花序，腋生；雌花序长1～2厘米，被毛，总花梗长5～10毫米；雄花序长1～2.5厘米，下垂，略被细毛；雄花具花被片4，雄蕊4，中央有不育的雌蕊；雌花具花被片4，基部合生，柱头2裂。瘦果，多数密集成一卵

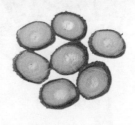

圆形或长圆形的聚合果，长1～2.5厘米，初时绿色，成熟后变肉质、黑紫色或红色。种子小。花期4～5月，果期5～6月。

【生境分布】生长于丘陵、山坡、村旁、田野等处，多为人工栽培。全国各地均产。

【功效主治】祛风湿，利关节。用于风湿痹病，肩臂、关节酸痛麻木。

【用量用法】9～15克，煎服。外用：适量。

【使用注意】本品性寒，不宜用于风寒湿所致的关节冷痛、肌肉酸痛，亦不宜用于肝肾亏损的虚劳骨痛、腰膝酸软乏力。

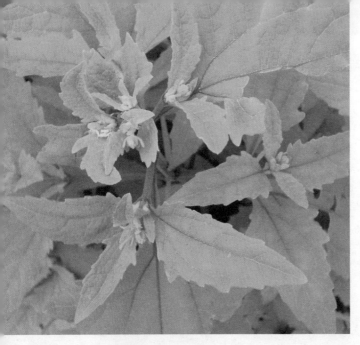

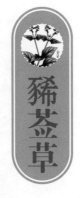

豨莶草

【别　名】

珠草、豨莶、风湿草、
猪膏草、黏金强子。

【性味归经】

辛、苦，寒。归肝、肾经。

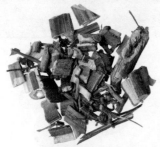

【来源】为菊科植物豨莶、腺梗豨莶或毛梗豨莶的干燥地上部分。

【植物特征】腺梗豨莶：为一年生草本。茎高达1米以上，上部多叉状分枝，枝上部被紫褐色头状有柄腺毛及白色长柔毛。叶对生，阔三角状卵形至卵状披针形，长4～12厘米，宽1～9厘米，先端尖，基部近截形或楔形，下延成翅柄，边缘有钝齿，两面均被柔毛，下面有腺点，主脉3出，脉上毛显著。头状花序多数，排成圆锥状，花梗密被白色毛及腺毛，总苞片2层，背面被紫褐色头状有柄腺毛，有黏手感。花杂性，黄色，边花舌状，雌性；中央为管状花，两性。瘦果倒卵形。长约3毫米，有4棱，无冠毛。

豨莶：与腺梗豨莶极相似，主要区别为植株可高达1米，分枝常成复二歧状，花梗及枝上部密生短柔毛，叶片三角状卵形，叶边缘具不规则的浅齿或粗齿。

毛梗豨莶：与上二种的区别在于植株高约50厘米，总花梗及枝上部柔毛稀且平伏，无腺平；叶锯齿规则；花头与果实均较小，果长约2毫米。

【生境分布】生长于林缘、林下、荒野、路边。分布于湖南、福建、湖北、江苏等地。

【功效主治】祛风湿，利关节，解毒。用于风湿痹痛，筋骨无力，腰膝酸软，四肢麻痹，半身不遂，风疹湿疮。

【用量用法】9～12克，煎服。外用：适量。用于风湿痹痛、半身不遂宜制用，治风疹湿疮、疮痈宜生用。

【使用注意】阴血不足者忌服。

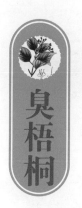

臭梧桐

别名
臭桐、泡花桐、追骨风、八角梧桐、海州常山、泰山红五星。

性味归经
辛、苦、甘，凉。归肝经。

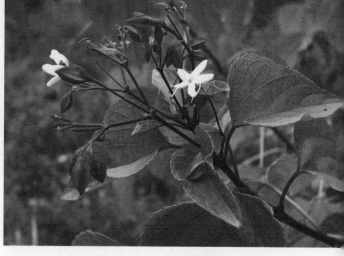

【**来源**】为马鞭草科植物海州常山的干燥嫩枝和叶。

【**植物特征**】落叶灌木或小乔木，嫩枝棕色短柔毛，单叶对生，叶卵圆形，长5～16厘米，先端渐尖，基部多截形，全缘或有波状齿，两面近无毛，叶柄2～8厘米，伞房状聚伞花序着生顶部或腋间，花尊紫红色五裂至基部。花冠细长筒状，顶端五裂，白色或粉红色。核果球状，蓝紫色，整个花序可同时出现红色花尊，白色花冠和蓝紫色果实的丰富色彩。花果期6～11月。

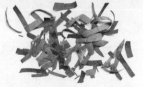

【**生境分布**】生长于路边、山谷、山地、溪边。分布于江苏、浙江等地。

【**功效主治**】祛风湿，通经络，平肝。

【**用量用法**】5～15克，煎服，研末服，每次3克。外用：适量。用于高血压病不宜久煎。

【**使用注意**】臭梧桐经高热煎煮后，降压作用减弱。

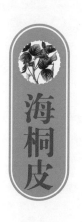

海桐皮

别名
丁皮、刺桐皮、钉桐皮、鼓桐皮。

性味归经
苦、辛，平。归肝经。

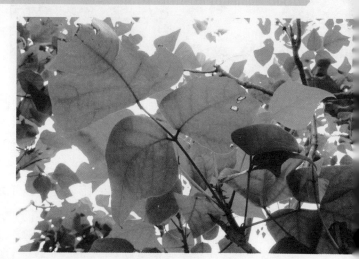

【**来源**】为豆科植物刺桐的干燥干皮或根皮。

【**植物特征**】大乔木，高可达20米。树皮灰棕色，枝淡黄色至土黄色，密被灰色茸毛，具黑色圆锥状刺，二三年后即脱落。叶互生或簇生于枝顶；托叶2，线形，长 1 ~ 1.3 厘米，早落；3 出复叶；小叶阔卵形至斜方状卵形，长 10 ~ 15 厘米，顶端小叶宽大于长，先端渐尖而钝，基部近截形或阔菱形，两面叶脉均有稀疏茸毛。总状花序长约 15 厘米，被茸毛；总花梗长 7 ~ 10 厘米；花萼佛焰苞状，长 2 ~ 3 厘米，萼口斜裂，由背开裂至基部；花冠碟形，大红色，旗瓣长 5 ~ 6 厘米，翼瓣与龙骨瓣近相等，短于萼；雄蕊 10，二体，花丝淡紫色，长 3 ~ 3.5 厘米，花药黄色；花柱 1，淡绿色，柱头不分裂，密被紫色软毛。荚果串珠状，

微弯曲。种子 1 ~ 8 颗，球形，暗红色。花期 3 月。

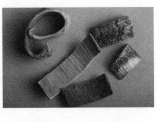

【生境分布】野生或栽培为行道树。分布于浙江、福建、台湾、湖北、湖南、广东、广西、四川、贵州、云南等地。

【功效主治】祛风湿，通络止痛，杀虫止痒。

【用量用法】5 ~ 15 克，煎服，或酒浸服。外用：适量。

【使用注意】血虚者不宜服。

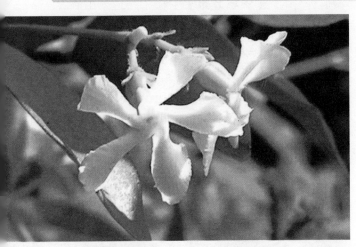

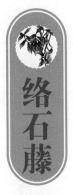

络石藤

别名

络石、白花藤、爬山虎、钻骨风、石龙藤、沿壁藤。

性味归经

苦，微寒。归心、肝、肾经。

【来源】为夹竹桃科植物络石的干燥带叶藤茎。

【植物特征】常绿木质藤本，长达 10 米，茎圆柱形，有皮孔；嫩枝被黄色柔毛，老时渐无毛。叶对生，革质或近革质，椭圆形或卵状披针形；上面无毛，下面被疏短柔毛。聚伞花序顶生或腋生，二歧，花白色，花柱圆柱状，柱头卵圆形。

【生境分布】生长于温暖、湿润、疏荫的沟渠旁、山坡林木丛中。分布于江苏、安徽、湖北、山东等地。

【功效主治】祛风通络，凉血消肿。用于风湿热痹，筋脉拘挛，腰膝酸痛，喉痹，痈肿，跌扑损伤。

【用量用法】6 ~ 12 克，煎服。外用：鲜品适量，捣敷患处。

【使用注意】阳虚畏寒、便溏者慎服。

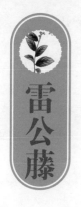

雷公藤

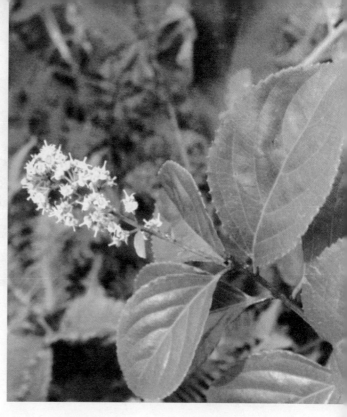

别名 黄药、黄藤木、黄藤根、水莽草、南蛇根、断肠草。

性味归经 苦、辛，寒；有大毒。归肝、肾经。

【来源】为卫矛科植物雷公藤的干燥根或根的木质部。

【植物特征】落叶蔓性灌木，长达3米。小枝棕红色，有4～6棱，密生瘤状皮孔及锈色短毛。雷公藤的花朵单叶互生，亚革质；叶柄长约5毫米；叶片椭圆形或宽卵形，长4～9厘米，宽3～6厘米，先端短尖，基部近圆形或宽楔形、边缘具细锯齿，上面光滑，下面淡绿色，主、侧脉在上表面均稍突出，脉上疏生锈褐色柔毛。聚伞状圆锥花序顶生或腋生，长5～7厘米，被锈色毛。花杂性，白绿色，直径达5毫米；萼为5浅裂；花瓣5，椭圆形；雄蕊5，花丝近基部较宽，着生在杯状花盘边缘；花柱短，柱头6浅裂；子房上位，三棱状。蒴果具3片膜质翅，长圆形，长达14毫米，宽约13毫米，翅上有斜生侧脉。种子1，细柱状，黑色。花期7～8月，果期9～10月。

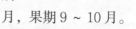

【生境分布】生长于背阴多湿稍肥的山坡、山谷、溪边灌木林和次生杂木林中。分布于浙江、江苏、安徽、福建等地。

【功效主治】祛风湿，活血通络，消肿止痛，杀虫解毒。

【用量用法】10～25克（带根皮者减量），煎汤，文火煎1～2小时；研粉，每日1.5～4.5克，外用：适量。

【使用注意】内脏有器质性病变及白细胞减少者慎服；孕妇忌用。

祛风湿强筋骨药

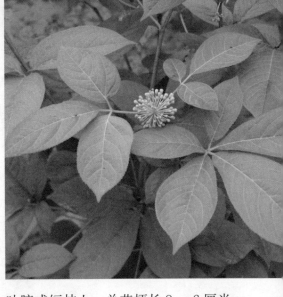

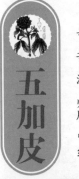

五加皮

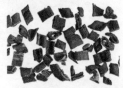

【别名】

短梗五加、南五加皮、红五加皮、细柱五加、轮伞五加。

【性味归经】

辛、苦，温。归肝、肾经。

【来源】为五加科植物细柱五加的干燥根皮。习称"南五加皮"。

【植物特征】落叶灌木，高2～3米，枝呈灰褐色，无刺或在叶柄部单生扁平刺。掌状复叶互生，在短枝上簇生，小叶5，稀3～4，中央一片最大，倒卵形或披针形，长3～8厘米，宽1～3.5厘米，边缘有钝细锯齿，上面无毛或沿脉被疏毛，下面腋腑有簇毛。伞形花序单生于叶腋或短枝上，总花梗长2～6厘米，花小，黄绿色，萼齿，花瓣及雄蕊均为5数。子房下位，2室，花柱2，丝状分离。浆果近球形，侧扁，熟时黑色。

【生境分布】生长于路边、林缘或灌丛中。分布于湖北、辽宁、安徽等地。

【功效主治】祛风除湿，补益肝肾，强筋壮骨。用于风湿痹痛，筋骨痿软，小儿行迟，体虚乏力，水肿，脚气。

【用量用法】5～10克，煎服，或酒浸、入丸散服。

【使用注意】阴虚火旺者慎用。

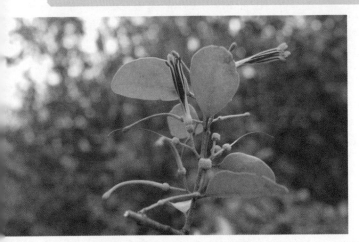

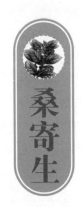

桑寄生

【别名】

寄生、寄生树、寄生草、桑上寄生。

【性味归经】

苦、甘，平。归肝、肾经。

【来源】为桑寄生科植物桑寄生的干燥带叶茎枝。

【植物特征】常绿寄生小灌木。老枝无毛，有凸起灰黄色皮孔，小枝梢被暗灰色短毛。叶互生或近于对生，革质，卵圆形至长椭圆状卵形，先端钝圆，全缘，幼时被毛。花两性，紫红色花1～3个聚生于叶腋，具小苞片；总花梗、花梗、花萼和花冠均被红褐色星状短柔毛；花萼近球形，与子房合生；花冠狭管状，稍弯曲。浆果椭圆形，有瘤状突起。

【生境分布】寄生于构、槐、榆、木棉、朴等树上。分布于福建、台湾、广东、广西、云南等地。

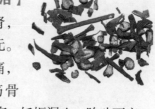

【功效主治】祛风湿，补肝肾，强筋骨，安胎元。用于风湿痹痛，腰膝酸软，筋骨无力，崩漏经多，妊娠漏血，胎动不安，头晕目眩。

【用量用法】9～15克，煎服。

【使用注意】本品性平和，无寒热，无毒性，且有补益之用，故可用于阴阳、寒热多种症候，而无特殊宜忌之例。

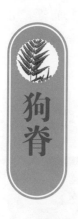

狗脊

别名 苟脊、狗青、扶筋、金狗脊、黄狗头、金毛狗脊。

性味归经 苦、甘，温。归肝、肾经。

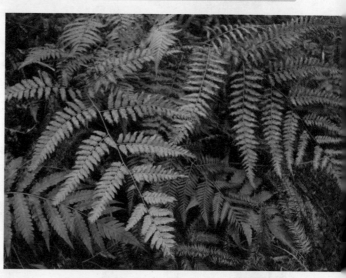

【来源】为蚌壳蕨科植物金毛狗脊的干燥根茎。

【植物特征】多年生草本，高2～3厘米。根茎粗大，密被金黄色长茸毛，顶端有叶丛生。叶宽卵状三角形，三回羽裂；末回裂片镰状披针形，边缘有浅锯齿，侧脉单一或在不育裂片上为二叉。孢子囊群生于小脉顶端，每裂片上1～5对；囊群盖两瓣，成熟时张开如蚌壳。根茎呈不规则的块状，长10～30厘米(少数可达50厘米)，直径2～10厘米。

【生境分布】生长于山脚沟边及林下阴处酸性土上。分布于四川、广东、贵州、浙江、福建等地。均为野生。

【功效主治】祛风湿，补肝肾，强腰膝。用于风湿痹痛，腰膝酸软，下肢无力。

【用量用法】6～12克，煎服。

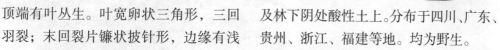

【使用注意】肾虚有热，小便不利，或短涩黄赤者慎服。

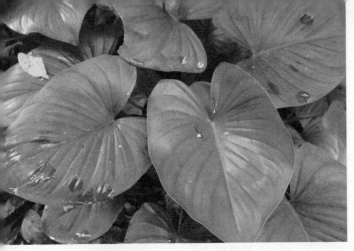

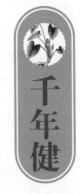

千年健

别名 千年见、一包针、千颗针。

性味归经 苦、辛，温。归肝、肾经。

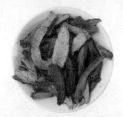

【来源】为天南星科植物千年健的干燥根茎。

【植物特征】多年生草本，根茎匍匐，细长，根肉质，密被淡褐色短茸毛，须根纤维状。鳃叶线状披针形，向上渐狭，锐尖，叶片膜质至纸质，箭状心形至心形。花序1～3，生鳞叶之腋，花序柄短于叶柄；佛焰苞绿白色，长圆形至椭圆形，花前度卷成纺锤形，盛花时上部略展开成短舟状。浆果，种子褐色，长圆形。

【生境分布】生长于树木生长繁茂的阔叶林下、土质疏松肥沃的坡地、河谷或溪边阴湿地。分布于广西、云南等地。

【功效主治】祛风湿，壮筋骨。用于风寒湿痹，腰膝冷痛，拘挛麻木，筋骨痿软。

【用量用法】5～10克，煎服，或酒浸服。

【使用注意】阴虚内热者慎服。

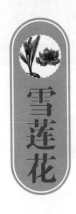

雪莲花

别名 荷莲、大木花、大苞雪莲、优钵罗花。

性味归经 甘，微苦，温。归肝、肾经。

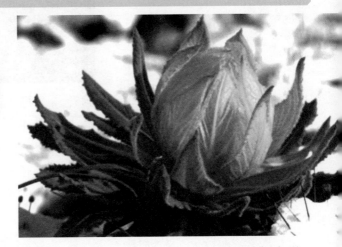

【来源】为菊科植物绵头雪莲花等的带花全株。

【植物特征】多年生草本，全体密被白色或淡黄色长柔毛，高10～25厘米。茎常中空，棒状，基部有棕黑色残存叶片。叶互生，密集，无柄，披针形或狭倒卵形，长2～10厘米，宽0.5～1.5厘米，边缘羽裂或具粗齿，密被白色长茸毛。头状花序多数，密集，每序长15～25毫米；总苞片狭长倒披针形，长约12毫米，宽约2毫米，无毛，有光泽，中央草质，边缘膜质，有3条明显的纵脉；花两性，全为管状花，长约1厘米，直立，花冠管与檐部等长，裂片披针形；花药基部箭形；花柱线形。瘦果，长约7毫米，扁平，棕色，有不明显的4棱；冠毛2层，外层冠毛较短，上具短毛，内层为羽状。花期6~7月。

【生境分布】生长于高山石缝、砾石和沙质河滩中。分布于四川、云南、青海等地。

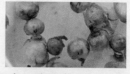

【功效主治】祛风湿，强筋骨，补肾阳，调经止血。

【用量用法】6~12克，煎服。外用：适量。

【使用注意】孕妇，阴虚火旺者忌服。过量可致大汗淋漓。酒剂量宜减少。大苞雪莲花不宜泡酒服。

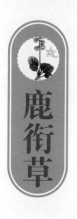

鹿衔草

别名 鹿蹄草、鹿安茶、破血丹、纸背金牛草。

性味归经 甘、苦，温。归肝、肾经。

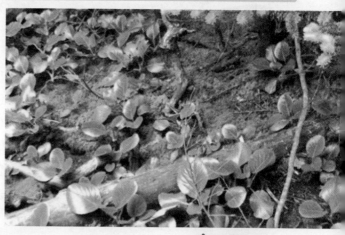

【来源】为鹿蹄草科植物鹿蹄草或普通鹿蹄草的干燥全草。

【植物特征】多年生常绿草本，高12~26厘米，全体无毛。根状茎细长，匍匐或斜生，节上具三角形鳞叶1，不定根纤细，由节部长出，略分枝。叶于基部丛生，4~8；叶柄长2.5~4厘米，叶互生，节间极短，薄革质，圆形至卵圆形，长2~5厘米，宽2~4厘米，先端钝圆，基部圆或近平截，全缘或具不明显的疏锯齿，边缘略向叶背反卷，下面常呈灰蓝绿色，幼时尤显，脉网状，显著。花葶由叶丛中抽出，高17~25厘米，具三棱，中部有鳞叶1~2，披针形，长6~10毫米。蒴果扁球形，直径7~8毫米，具5棱，胞背开裂。种子多数，小形，种皮两端凸出，胚乳肉质。花期4~6月，果期6~9月。

【生境分布】生长于庭院和山坡草丛中的潮湿地。产于全国大部分地区。

【功效主治】祛风湿，强筋骨，止血，止咳。用于风湿痹痛，肾虚腰痛，腰膝无力，月经过多，久咳劳嗽。

【用量用法】9~15克，煎服。外用：适量。

【使用注意】孕妇忌服。

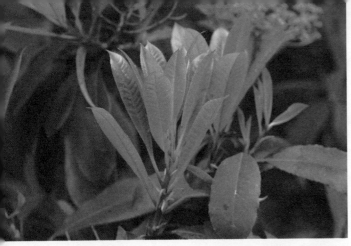

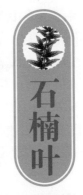

石楠叶

别名 风药、栾茶、红树叶、石南叶、石岩树叶。

性味归经 辛、苦，平；有小毒。归肝、肾经。

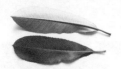

【来源】为蔷薇科植物石楠的干燥叶。

【植物特征】常绿灌木或小乔木，高可达10米，枝光滑。叶片革质，长椭圆形、长倒卵形、倒卵状椭圆形，长8～22厘米，宽2.5～6.5厘米，基部宽楔形或圆形，边缘疏生有腺细锯齿，近基部全缘，幼时自中脉至叶柄有茸毛，后脱落，两面无毛；叶柄长2～4厘米。复伞房花序多而密；花序梗和花柄无皮孔；花白色，直径6～8毫米；花瓣近圆形，内面近基部无毛；子房顶端有毛，花柱2～3裂。梨果近球形，直径约5毫米，红色，后变紫褐色。花期4～5月，果期10月。

【生境分布】常栽植于庭院。野生或栽培。分布于江苏、浙江等地。

【功效主治】祛风湿，通经络，益肾气。

【用量用法】10～15克，煎服。外用：适量。

【使用注意】阴虚火旺者忌服，恶小蓟。

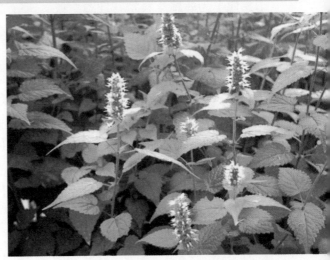

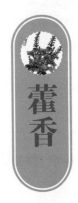

藿香

别名 海藿香、广藿香。

性味归经 辛，微温。归脾、胃、肺经。

【来源】为唇形科植物广藿香的地上部分。

【植物特征】多年生草本，高达1米。茎直立，上部多分枝，老枝粗壮，近圆形；幼枝方形，密被灰黄色柔毛。叶对生，圆形至宽卵形，长2～10厘米，宽2.5～7

厘米，先端短尖或钝，基部楔形或心形，边缘有粗钝齿或有时分裂，两面均被毛，脉上尤多；叶柄长1～6厘米，有毛。轮伞花序密集成假穗状花序，密被短柔毛；花萼筒状，花冠紫色，前裂片向前伸。小坚果近球形，稍压扁。

【生境分布】生长于向阳山坡。分布于广东、海南、台湾、广西、云南等地。

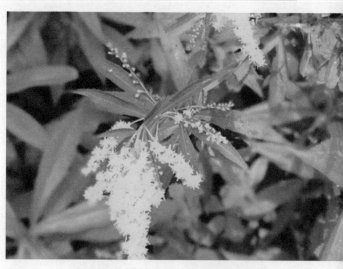

【功效主治】芳香化浊，和中止呕，发表解暑。用于湿浊中阻，脘痞呕吐，暑湿表证，湿温初起，发热倦怠，胸闷不舒，寒湿闭暑，腹痛吐泻，鼻渊头痛。

【用量用法】3～10克，煎服，鲜品加倍。

【使用注意】阴虚血燥者不宜用。

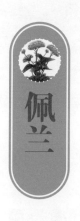

佩兰

别名 水香、兰草、大泽兰、都梁香、燕尾香、针尾凤。

性味归经 辛，平。归脾、胃、肺经。

【来源】为菊科植物佩兰的干燥地上部分。

【植物特征】多年生草本，高70～120厘米。根茎横走，茎直立，上部及花序枝上的毛较密，中下部少毛。叶对生，通常3深裂，中裂片较大，长圆形或长圆状披针形，边缘有锯齿，背面沿脉有疏毛，无腺点，揉之有香气。头状花序排列成聚伞状，苞片长圆形至倒披针形，常带紫红色；每个头状花序有花4～6朵；花两性，全为管状花，白色。瘦果圆柱形。

【生境分布】

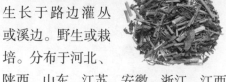

生长于路边灌丛或溪边。野生或栽培。分布于河北、陕西、山东、江苏、安徽、浙江、江西、湖北、湖南、贵州、云南等地。

【功效主治】芳香化湿，醒脾开胃，发表解暑。用于湿浊中阻，脘痞呕恶，口中甜腻，口臭，多涎，暑湿表证，湿温初起，发热倦怠，胸闷不舒。

【用量用法】3～10克，煎服。鲜品加倍。

【使用注意】阴虚血燥、气虚者慎服。

化湿药
HUA SHI YAO

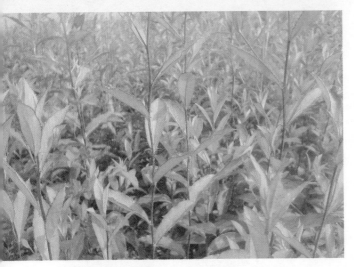

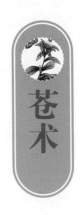

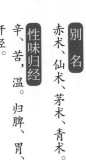

苍术

别名
赤术、仙术、茅术、青术。

性味归经
辛、苦，温。归脾、胃、肝经。

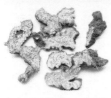

【来源】为菊科多年生草本植物茅苍术的干燥根茎。

【植物特征】

多年生草本，高达80厘米；根茎结节状圆柱形。叶互生，革质，上部叶一般不分裂，无柄，卵状披针形至椭圆形，长3～8厘米，宽1～3厘米，边缘有刺状锯齿，下部叶多为3～5深裂，顶端裂片较大，侧裂片1～2对，椭圆形。头状花序顶生，叶状苞片1列，羽状深裂，裂片刺状；总苞圆柱形，总苞片6～8层，卵形至披针形；花多数，两性，或单性多异株，全为管状花，白色或淡紫色；两性花有多数羽毛状长冠毛，单性花一般为雌花，具退化雄蕊5枚，瘦果有羽状冠毛。

【生境分布】生长于山坡、林下及草地。分布于东北、华北、陕西等地。

【功效主治】燥湿健脾，祛风散寒，明目。用于湿阻中焦，脘腹胀满，泄泻，水肿，脚气痿躄，风湿痹痛，风寒感冒，夜盲，明目昏涩。

【用量用法】3～9克，煎服。

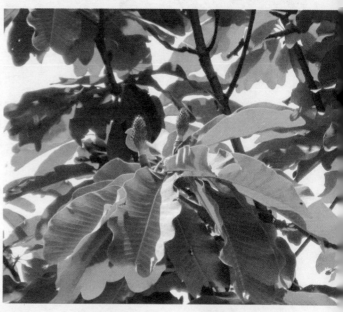

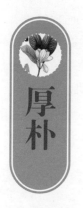

厚朴

别名 赤朴、川朴、重皮、烈朴、厚皮。

性味归经 苦、辛，温。归脾、胃、肺、大肠经。

【来源】为木兰科植物厚朴或凹叶厚朴的干燥干皮、根皮及枝皮。

【植物特征】落叶乔木，高7～15米；树皮紫褐色，冬芽由托叶包被，开放后托叶脱落。单叶互生，密集小枝顶端，叶片椭圆状倒卵形，革质，先端钝圆或具短尖，基部楔形或圆形，全缘或微波状，背面幼时被灰白色短茸毛，老时呈白粉状。花与叶同时开放，单生枝顶，白色，直径约15厘米，花梗粗壮，被棕色毛；雄蕊多数，雌蕊心皮多数，排列于延长的花托上。聚合果圆卵状椭圆形，木质。

【生境分布】常混生于落叶阔叶林内或生长于常绿阔叶林缘。分布于陕西、甘肃、四川、贵州、湖北、湖南、广西等地。

【功效主治】燥湿消痰，下气除满。用于湿滞伤中，脘痞吐泻，食积气滞，腹胀便秘，痰饮喘咳。

【用量用法】3～10克，煎服，或入丸、散。

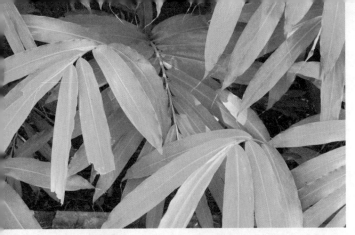

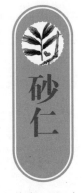

【来源】为姜科植物阳春砂、绿壳砂或海南砂的干燥成熟果实。

【植物特征】多年生草本，高达1.5米或更高，茎直立。叶二列，叶片披针形，长20～35厘米，宽2～5厘米，上面无毛，下面被微毛；叶鞘开放，抱茎，叶舌短小。花茎由根茎上抽出；穗状花序成球形，有一枚长椭圆形苞片，小苞片成管状，萼管状，花冠管细长，白色，裂片长圆形，先端兜状，唇状倒卵状，中部有淡黄色及红色斑点，外卷；雌蕊花柱细长，先端嵌生药室之中，柱头漏斗状高于花药。蒴果近球形，不开裂，直径约1.5厘米，具软刺，熟时棕红色。

【生境分布】生长于气候温暖、潮湿、富含腐殖质的山沟林下阴湿处。分布于广东、广西、云南和福建等地。

【功效主治】化湿开胃，温脾止泻，理气安胎。用于湿浊中阻，脘痞不饥，脾胃虚寒，呕吐泄泻，妊娠恶阻，胎动不安。

【用量用法】3～6克，煎服。入汤剂宜后下。

【使用注意】阴虚血燥者慎用。

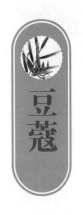

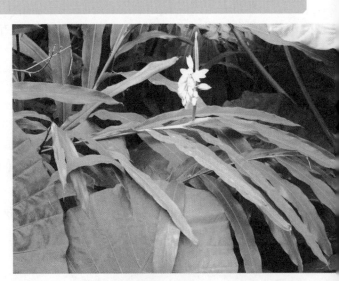

豆蔻

别名
多骨、白蔻、白叩、白豆蔻。

性味归经
辛，温。归肺、脾、胃经。

【来源】为姜科植物白豆蔻或爪哇白豆蔻的干燥成熟果实，又名白豆蔻。

【植物特征】多年生草本，株高1.5～3米，叶柄长1.5～2厘米；叶片狭椭圆形或线状披针形，长 50 ~ 65 厘米，宽 6 ~ 9 厘米，先端渐尖，基部渐狭，有缘毛，两面无毛或仅在下面被极疏的粗毛；叶舌长 5 ~ 8 毫米，外被粗毛。总状花序顶生，直立，长 20 ~ 30 厘米，花序轴密被粗毛，小花梗长约 3 米，小苞片乳白色，阔椭圆形，长约 3.5 厘米，先端钝圆，基部连合；花萼钟状，白色，长 1.5 ~ 2.5 厘米，先端有不规则 3 钝齿，1 侧深裂，外被毛；花冠白色，花冠管长约 8 毫米，裂片 3，长圆形，上方裂片较大，长约 3.5 厘米，宽约 3.0 厘米，先端 2 浅裂，边缘具缺刻，前部具红色或红黑色条纹，后部具淡紫红色斑点；侧生退化雄蕊披针形，长 4 毫米或有时不存；雄蕊 1，长 2.2 ~ 2.5 厘米，花药椭圆形，药隔背面被腺毛，花丝扁平，

长约 1.5 厘米；子房卵圆形，下位，密被淡黄色绢毛。蒴果近圆形，直径约 3 厘米，外被粗毛，熟时黄色。花期 4 ~ 6 月，果期 6 ~ 8 月。

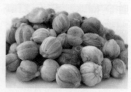

【生境分布】生长于山沟阴湿处，我国多栽培于树荫下。分布于泰国、柬埔寨、越南，我国云南、广东、广西等地亦有栽培；按产地不同分为"原豆蔻"和"印尼白蔻"。

【功效主治】化湿行气，温中止呕，开胃消食。用于湿浊中阻，不思饮食，湿温初起，胸闷不饥，寒湿呕逆，胸腹胀痛，食积不消。

【用量用法】3 ~ 6 克，煎服。入汤剂宜后下。

【使用注意】阴虚血燥者慎用。

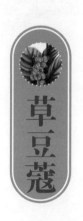

草豆蔻

别名　豆休、宝蔻、豆叩、草蔻、草蔻仁。

性味归经　辛，温。归脾、胃经。

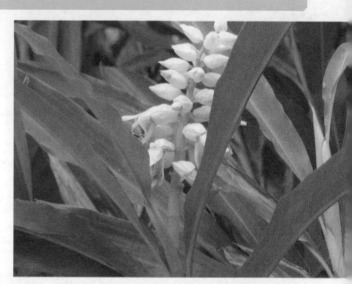

【来源】为姜科草本植物草豆蔻的干燥近成熟种子。

【植物特征】多年生草本；高 1 ~ 2 米。叶 2 列；叶舌卵形，革质，长 3 ~ 8 厘米，密被粗柔毛；叶柄长不超过 2 厘米；叶片狭椭圆形至披针形，长 30 ~ 55 厘米，宽 6 ~ 9 厘米，先端渐尖；基部楔形，全缘；下面被茸毛。总状花序顶生，总花梗密被黄白色长硬毛；花疏生，花梗长约 3 毫米，被柔毛；小苞

片阔而大，紧包着花芽，外被粗毛，花后苞片脱落；花萼筒状，白色，长1.5～2厘米，先端有不等3钝齿，外被疏长柔毛，宿存；花冠白色，先端三裂，裂片为长圆形或长椭圆形，上方裂片较大，长约3.5厘米，宽约1.5厘米；唇瓣阔卵形，先端3个浅圆裂片，白色，前部具红色或红黑色条纹，后部具淡紫色红色斑点；雄蕊1，花丝扁平，长约1.2厘米；子房下位，密被淡黄色绢状毛，上有二棒状附属体，花柱细长，柱头锥状。蒴果圆球形，不开裂，直径约3.5厘米，外被

粗毛，花萼宿存，熟时黄色。种子团呈类圆球形或长圆形，略呈钝三棱状，长1.5～2.5厘米，直径1.5～2毫米。

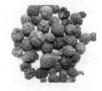

【生境分布】生长于林缘、灌木丛或山坡草丛中。分布于广西、广东等地。

【功效主治】燥湿健脾，温中止呕。用于寒湿内阻，脘腹胀满冷痛，嗳气呕逆，不思饮食。

【用量用法】3～6克，煎服。入散剂较佳；入汤剂宜后下。

【使用注意】阴虚血燥者慎用。

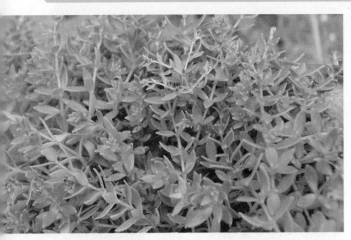

草果

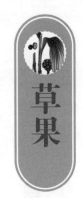

【来源】为姜科植物草果的干燥成熟果实。

【植物特征】多年生草本，丛生，高达2.5米。根茎横走，粗壮有节，茎圆柱状，直立或稍倾斜。叶2列，具短柄或无柄，叶片长椭圆形或狭长圆形，先端渐尖，基部渐狭，全缘，边缘干膜质，叶两面均光滑无毛，叶鞘开放，包茎。

穗状花序从根茎生出。蒴果密集，长圆形或卵状椭圆形，顶端具宿存的花柱，呈短圆状突起，熟时红色，外表面呈不规则的纵皱纹。

【生境分布】生长于山谷坡地、溪边或疏林下。分布于云南、广西及贵州等地。

【功效主治】燥湿温中，截疟除痰。用于寒湿内阻，脘腹胀痛，痞满呕吐，疟疾寒热，瘟疫发热。

【用量用法】3～6克，煎服。

【使用注意】阴虚血燥者慎用。

利水渗湿药
— LI SHUI SHEN SHI YAO —

利水消肿药

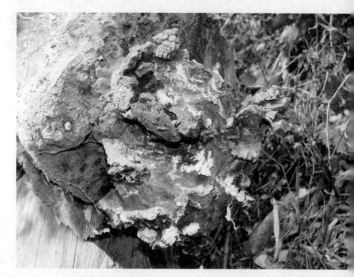

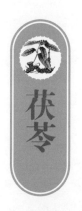

茯苓

别名
茯菟、松薯、茯灵、云苓。

性味归经
甘、淡，平。归心、肺、脾、肾经。

【来源】为多孔菌科真菌茯苓的干燥菌核。

【植物特征】寄生或腐寄生。菌核埋在土内，大小不一，表面淡灰棕色或黑褐色，断面近外皮处带粉红色，内部白色。子实体平伏，伞形，直径 0.5 ～ 2

毫米，生长于菌核表面成一薄层，幼时白色，老时变浅褐色。菌管单层，孔多为三角形，孔缘渐变齿状。

【生境分布】生长于松科植物赤松或马尾松等树根上，深入地下 20～30 厘米。分布于湖北、安徽、河南、云南、贵州、四川等地。

【功效主治】利水渗湿，健脾，宁心。

用于水肿尿少，痰饮眩悸，脾虚食少，便溏泄泻，心神不安，惊悸失眠。

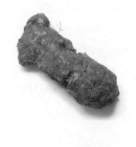

【用量用法】10～15 克，煎服。

【使用注意】虚寒精滑者忌服。

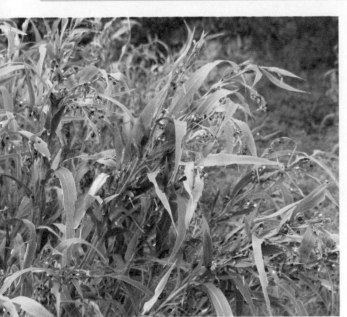

薏苡仁

【别名】薏米、薏仁、苡仁、回米、薏珠子。

【性味归经】甘、淡，凉。归脾、胃、肺经。

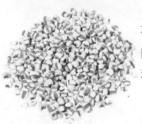

【来源】为禾本科植物薏苡的干燥成熟种仁。

【植物特征】多年生草本，高 1～1.5 米。叶互生，线形至披针形。花单性同株，成腋生的总状花序。颖果圆珠形。

【生境分布】生长于河边、溪潭边或阴湿山谷中。我国各地均有栽培。长江以南各地有野生。

【功效主治】利水渗湿，健脾止泻，除痹，排脓，解毒散结。用于水肿，脚气，小便不利，脾虚泄泻，湿痹拘挛，肺痈，肠痈，赘疣，癌肿。

【用量用法】9～30 克，煎服。清利湿热宜生用，健脾止泻宜炒用。

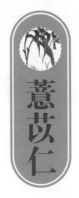

【使用注意】津液不足者慎用。

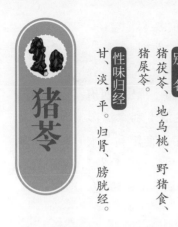
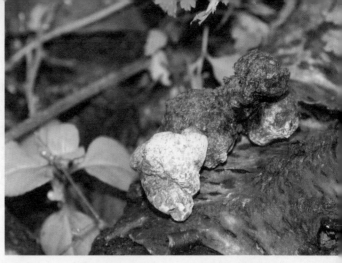

猪苓

别名：猪茯苓、地乌桃、野猪食、猪屎苓。

性味归经：甘、淡，平。归肾、膀胱经。

【来源】为多孔菌科真菌猪苓的干燥菌核。

【植物特征】菌核体呈长形块或不规则块状，表面凹凸不平，有皱纹及瘤状突起，棕黑色或黑褐色，断面呈白色或淡褐色。子实体自地下菌核内生出，常多数合生；菌柄基部相连或多分枝，形成一丛菌盖，伞形或伞半状半圆形，总直径达15厘米以上。每一菌盖为圆形，直径1～3厘米，中央凹陷呈脐状，表面浅褐色至茶褐色。菌肉薄与菌管皆为白色；管口微小，呈多角形。

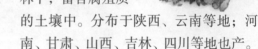

【生境分布】生长于向阳山地、林下，富含腐殖质的土壤中。分布于陕西、云南等地；河南、甘肃、山西、吉林、四川等地也产。

【功效主治】利水渗湿。用于小便不利，水肿，泄泻，淋浊，带下。

【用量用法】6～12克，煎服。

【使用注意】利水渗湿力强，易于伤阴，无水湿者忌服。

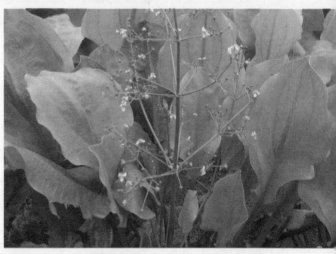

泽泻

别名：水泽、泽芝、水泻、芒芋、一枝花、如意花。

性味归经：甘、淡，寒。归肾、膀胱经。

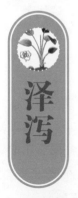
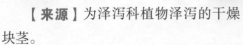

【来源】为泽泻科植物泽泻的干燥块茎。

【植物特征】多年生沼生植物，高50～100厘米。叶丛生，叶柄长达50

利水渗湿药 ▶ 103

厘米，基部扩延成中鞘状；叶片宽椭圆形至卵形，长 2.5 ~ 18 厘米，宽 1 ~ 10 厘米，基部广楔形、圆形或稍心形，全缘，两面光滑；叶脉 5 ~ 7 条。花茎由叶丛中抽出，花序通常为大型的轮生状圆锥花序；花两性。瘦果多数，扁平，倒卵形，背部有两浅沟，褐色，花柱宿存。

【生境分布】生长于沼泽边缘，幼

苗喜荫蔽，成株喜阳光，怕寒冷，在海拔 800 米以下地区，一般

都可栽培。分布于福建、四川、江西等地。

【功效主治】利水渗湿，泄热，化浊降脂。用于小便不利，水肿胀满，泄泻尿少，痰饮眩晕，热淋涩痛，高脂血症。

【用量用法】6 ~ 10 克，煎服。

【使用注意】肾虚精滑者慎用。

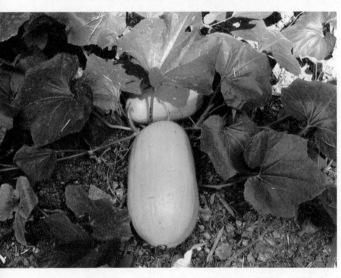

冬瓜皮

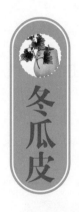

【别名】白皮、白瓜皮、白东瓜皮。

【性味归经】甘，凉。归脾、小肠经。

【来源】为葫芦科植物冬瓜的干燥外层果皮。

【植物特征】一年生攀缘草本，多分枝，枝蔓粗壮，全体有白色刚毛；卷须 2 ~ 3 叉。叶片心状卵形，长宽均 10 ~ 25 厘米，通常 5 ~ 7 浅裂，裂片三角形或卵形，先端短尖，边缘有波状齿或钝齿。雌雄花均单生叶腋，黄色；花萼裂片三角状卵形，绿色，边缘有锯齿或波状裂，叶状，反折。果实长椭圆形，长 25 ~ 60 厘米，直径 20 ~ 30 厘米，幼时绿色，表面密被针状毛，成熟

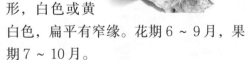

后有白色蜡质粉质，果肉肥厚纯白，疏松多汁，种子卵形，白色或黄

白色，扁平有窄缘。花期 6 ~ 9 月，果期 7 ~ 10 月。

【生境分布】全国大部分地区有产。均为栽培。

【功效主治】利尿消肿。用于水肿胀满，小便不利，暑热口渴，小便短赤。

【用量用法】9 ~ 30 克，煎服。

【使用注意】因营养不良而致虚肿者慎服。

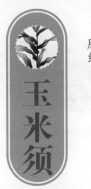
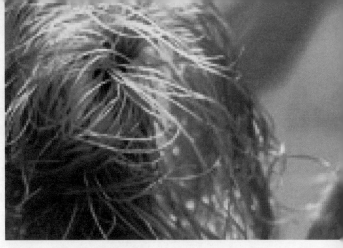

玉米须

别名 玉麦须、玉蜀黍。

性味归经 甘，平。归膀胱、肝、胆经。

【来源】为禾本科植物玉蜀黍的花柱及柱头。

【植物特征】一年生高大栽培植物。秆粗壮，直立，高1～4米，通常不分枝，基部节处常有气生根。叶片宽大，线状披针形，边缘呈波状皱褶，具强壮的中脉。在秆顶着生雄性开展的圆锥花序；雄花序的分枝三棱状，每节有2雄小穗，1无柄，1有短柄；每1雄小花含2小花；颖片膜质，先端尖；外稃及内稃均透明膜质；在叶腋内抽出圆柱状的雌花序，雌花序外包有多数鞘状苞片，雌小穗密

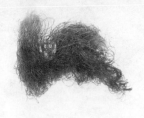

集成纵行排列于粗壮的穗轴上，颖片宽阔，先端圆形或微凹，外稃膜质透明。花、果期7～9月。

【生境分布】喜高温。全国各地均有栽培。

【功效主治】利水消肿，利湿退黄。

【用量用法】30～60克，煎服。鲜者加倍。

【使用注意】煮食去苞须；不作药用时勿服。

香加皮

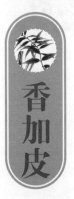

别名 杠柳皮、臭五加、北五加皮、山五加皮、香五加皮。

性味归经 辛、苦，温；有毒。归肝、肾、心经。

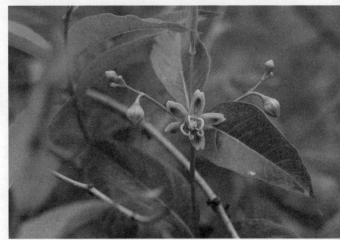

【来源】为萝藦科植物杠柳的干燥根皮。

【植物特征】蔓生灌木，叶对生，膜质，披针形，先端渐尖，基部楔形，

全缘，侧脉多对。聚伞花序腋生，花冠紫红色。菁葖果双生。种子顶端具白色绢毛。

【生境分布】生长于河边、山野、砂质地。分布于吉林、辽宁、内蒙古、河北、山西、陕西、四川等地。

【功效主治】利水消肿，祛风湿，强筋骨。用于下肢浮肿，心悸气短，风寒湿痹，腰膝酸软。

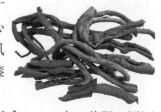

【用量用法】3～6克，煎服。浸酒或入丸散，酌量。

【使用注意】本品有毒，服用不宜过量。

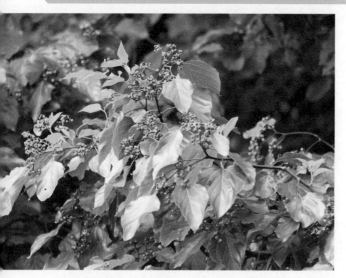

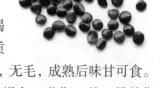

枳椇子

别名　木饴、木蜜、鸡距子。

性味归经　甘、酸，平。归脾经。

【来源】为鼠李科植物枳椇的带有肉质果柄的果实或种子。

【植物特征】落叶乔木，高达10米。小枝红褐色。叶互生，广卵形，长8～15厘米，宽6～10厘米，先端尖或长尖，基部圆形或心脏形，边缘具锯齿，两面均无毛，或下面沿主脉及侧脉有细毛，基出3主脉，淡红色；叶柄具锈色细毛。聚伞花序腋生或顶生；花杂性，绿色，花梗长；萼片5，近卵状三角形；花瓣5，倒卵形，先端平截，中微凹，两侧卷起；雄花有雄蕊5，花丝细，有退化子房；两性花有雄蕊5，雌蕊1，子房3室，每室1胚珠，花柱3裂。果实为圆形或广椭圆形，灰褐色；果梗肉质肥大，红褐色，无毛，成熟后味甘可食。种子扁圆，红褐色。花期6月，果熟期10月。

【生境分布】野生或栽培。分布于陕西、广东、湖北、浙江、江苏、安徽、福建等地。

【功效主治】利水消肿，解酒毒。

【用量用法】10～15克，煎服。

【使用注意】脾胃虚寒者忌食。

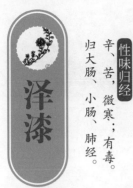

泽漆

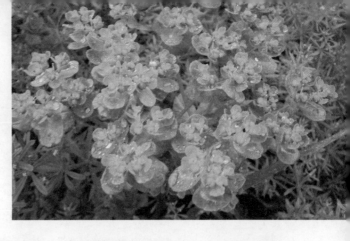

别名
五朵云、灯台草、五点草、猫眼草、烂肠草。

性味归经
辛、苦，微寒；有毒。归大肠、小肠、肺经。

【来源】为大戟科植物泽漆的干燥全草。

【植物特征】二年生草本，高10～30厘米，全株含乳汁。茎无毛或仅小枝略具疏毛，基部紫红色，分枝多。单叶互生；倒卵形或匙形，长1～3厘米，宽5～18毫米，先端钝圆或微凹，基部阔楔形，边缘在中部以上有细锯齿；无柄或突狭而成短柄。杯状聚伞花序顶生，排列成复伞形；伞梗5枝，基部轮生叶状苞片5枚，形同茎叶而较大，每枝再作1～2回分枝，分枝处轮生倒卵形苞叶3枚；花单性，无花被；雄花多数和雌花1枚同生于萼状总苞内，总苞先端4裂，上有肾形腺体；雄花仅有雄蕊1；雌花在花序中央，子房有长柄，3室，柱头3裂。

蒴果表面平滑。种子卵圆形，直径1.5毫米，表面有网纹，熟时褐色，花期4～5月。

【生境分布】生长于山沟、路边、荒野、湿地。我国大部分地区均有分布。多为野生。

【功效主治】利水消肿，化痰止咳，解毒散结。

【用量用法】5～10克，煎服。外用：适量。

【使用注意】本品苦寒降泄，易伤脾胃，脾胃虚寒者及孕妇慎用。本品有毒，不宜过量或长期使用。

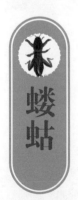

蝼蛄

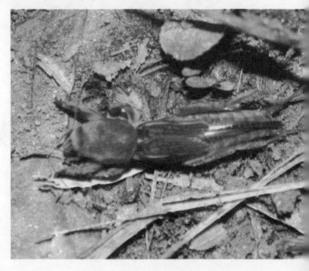

别名
梧鼠、天蝼、蝼蝈、拉蛄。

性味归经
咸，寒。归膀胱、大肠、小肠经。

【来源】为蝼蛄科昆虫华北蝼蛄（北方蝼蛄）和非洲蝼蛄（南方蝼蛄）的虫体。

【动物特征】蝼蛄体长圆形，淡黄褐色或暗褐色，全身密被短小软毛。雌虫体长约3厘米，雄虫略小。头圆锥形，前尖后钝，头的大部分被前胸板盖住。触角丝状，长度可达前胸的后缘，第1节膨大，第2节以下较细。复眼，卵形，黄褐色；复眼内侧的后方有较明显的单眼3个。口器发达，咀嚼式。前胸背板坚硬膨大，呈卵形，背中央有1条下陷的纵沟，长约5毫米。翅2对，前翅革质，较短，黄褐色，仅达腹部中央，略呈三角形；后翅大，膜质透明，淡黄色，翅脉网状，静止时蜷缩折叠如尾状，超出腹部。足3对，前足特别发达，基节大，圆形，腿节强大而略扁，胫节扁阔而坚硬，尖端有锐利的扁齿4枚，上面2个齿较大，且可活动，因而形成开掘足，适于挖掘洞穴隧道之用。后足腿节大，

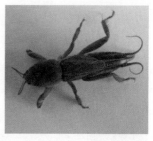

在胫节背侧内缘有3～4个能活动的刺，腹部纺锤形，背面棕褐色，腹面色较淡，呈黄褐色，末端2节的背面两侧有弯向内方的刚毛，最末节上生尾毛2根，伸出体外。春、秋两季，最为活跃，常在晚间出动开掘土面成纵横隧道，白天隐伏洞中。趋光性强，能飞翔。

【生境分布】生长于潮湿温暖的沙质土壤中，特别是在大量施过有机质肥料的地中更多。前者分布于华北；后者分布于江苏、浙江、广东、福建。

【功效主治】利水消肿，通淋。

【用量用法】6～9克，煎服。研末服，每次3～5克，外用：适量。

【使用注意】本品下行，通利之功较强，气虚体弱者及孕妇忌用。

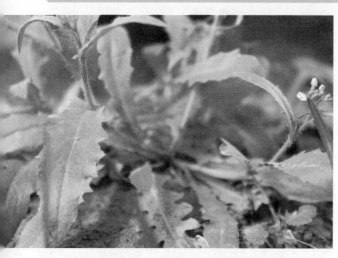

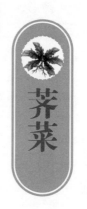

荠菜

别名

荠、芊菜、护生草、鸡心菜、菱角菜、净肠草、地米菜。

性味归经

甘，凉。归肝、胃经。

【来源】为十字花科植物荠菜的带根干燥全草。

【植物特征】一年生或二年生草本，高30～40厘米，主根瘦长，白色，直下，分枝。茎直立，分枝。根生叶丛生，羽

状深裂，稀全缘，上部裂片三角形；茎生叶长圆形或线状披针形，顶部几成线形，基部成耳状抱茎，边缘有缺刻或锯齿，或近于全缘，叶两面生有单一或分枝的细柔毛，边缘疏生白色长睫毛。花多数，

顶生或腋生成总状花序；萼4片，绿色，开展，卵形，基部平截，具白色边缘；花瓣倒卵形，有爪，4片，白色，十字形开放，径约2.5毫米；雄蕊6，4强，基部有绿色腺体；雌蕊1，子房三角状卵形，花柱极短。短角果呈倒三角形，无毛，扁平，先端微凹，长6～8毫米，宽5～6毫米，具残存的花柱。种子20～25粒，成2行排列，细小，倒卵形，长约0.8毫米。

花期3～5月。

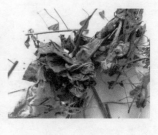

【生境分布】生长于田野、路边及庭院。我国各地均有分布。

【功效主治】利水消肿，明目，止血。

【用量用法】15～30克，煎服。鲜品加倍。外用：适量。

【使用注意】内服时干品、鲜品均可以，但以鲜品为佳。治疗目赤涩痛等症时，除内眼外，还可以鲜品绞汁点眼。

利尿通淋药

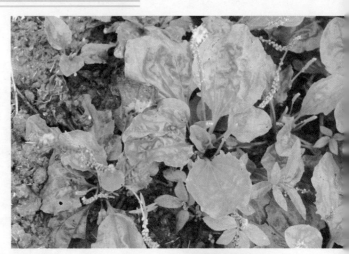

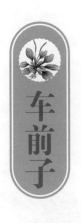

车前子

性味归经
甘，寒。归肝、肾、肺、小肠经。

别名
车前实、凤眼前仁、蛤蟆衣子、猪耳朵穗子。

【来源】为车前科植物车前或平车前的干燥成熟种子。

【植物特征】叶丛生，直立或展开，方卵形或宽卵形，长4～12厘米，宽4～9厘米，全缘或有不规则波状浅齿，弧形脉。花茎长20～45厘米，顶生穗状花序。蒴果卵状圆锥形，周裂。

【生境分布】生长于山野、路旁、沟旁及河边。分布于全国各地。

【功效主治】清热利尿通淋，渗湿止泻，明目，祛痰。用于热淋涩痛，水肿胀满，暑湿泄泻，目赤肿痛，痰热咳嗽。

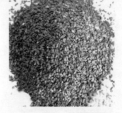

【用量用法】9～15克，煎服，宜包煎。

【使用注意】肾虚精滑者慎用。

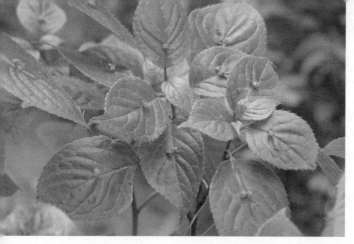

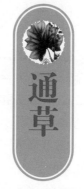

别名

寇脱、葱草、通脱木、白通草、大通草、大叶五加皮。

性味归经

甘、淡，微寒。归肺、胃经。

通草

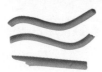

【来源】为五加科植物通脱木的干燥茎髓。

【植物特征】灌木，高可达6米。茎木质而不坚，中有白色的髓，幼时呈片状，老则渐次充实，幼枝密被星状毛，或稍具脱落性灰黄色茸毛。叶大、通常聚生于茎的上部，掌状分裂，长可达1米，基部心脏形，叶片5～7裂，裂片达于中部或仅为边裂，头锐尖，边缘有细锯齿，上面无毛，下面有白色星状茸毛；叶柄粗壮，长30～50厘米；托叶2，大形，膜质，披针状凿形，基部鞘状抱茎。花小，有柄，多数球状伞形花序排列成大圆锥花丛；苞片披针形；萼不明显；花瓣4，白色，卵形，头锐尖；雄蕊4；花盘微凸；子房下位，2室，花柱2，离生，柱头头状。核果状浆果近球形而扁，外果皮肉质，硬而脆。花期8月，果期9月。

【生境分布】生长于向阳肥厚的土壤中，或栽培于庭院中。分布于贵州、云南、四川、台湾、广西等地。多为栽培。

【功效主治】清热利尿，通气下乳。用于湿热尿赤，水肿尿少，乳汁不下。

【用量用法】3～5克，煎服。

【使用注意】孕妇慎用。

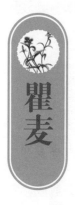

别名

大菊、大兰、麦句姜、巨句麦、竹节草。

性味归经

苦，寒。归心、小肠经。

瞿麦

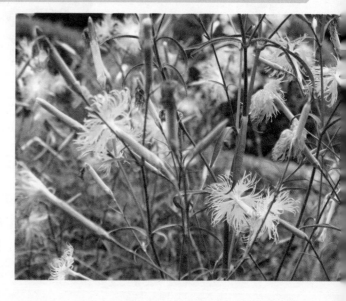

【来源】为石竹科植物瞿麦和石竹的干燥地上部分。

【植物特征】多年生草本，高达1米。茎丛生，直立，无毛，上部2歧分枝，节明显。叶互生，线形或线状披针形，先端渐尖，基部成短鞘状抱茎，全缘，两面均无毛。花单生或数朵集成稀疏歧式分枝的圆锥花序；花梗长达4厘米，花瓣淡红色、白色或淡紫红色，先端深裂成细线条，基部有须毛。蒴果长圆形，与宿萼近等长。

【生境分布】生长于山坡、田野、林下。分布于河北、四川、湖北、浙江、江苏等地。

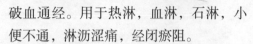

【功效主治】利尿通淋，破血通经。用于热淋，血淋，石淋，小便不通，淋沥涩痛，经闭瘀阻。

【用量用法】9～15克，煎服。

【使用注意】孕妇忌服。

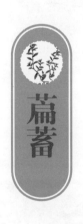

萹蓄

别名 萹竹、竹节草、萹蓄蓼、萹地蓄、大蓄片。

性味归经 苦，微寒。归膀胱经。

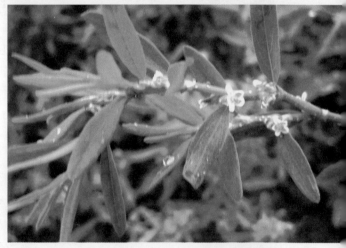

【来源】为蓼科植物萹蓄的干燥地上部分。

【植物特征】一年生草本，高达50厘米，茎平卧或上升，自基部分枝，有棱角。叶有极短柄或近无柄；叶片狭椭圆形或披针形，顶端钝或急尖，基部楔形，全缘；托叶鞘膜质，下部褐色，上部白色透明，有不明显脉纹。花腋生，1～5朵簇生叶腋，遍布于全植株；花梗细而短，顶部有关节。瘦果卵形，有3棱，黑色或褐色，生不明显小点。

【生境分布】生长于路旁、田野。全国大部分地区均产，分布于河南、四川、浙江、山东、吉林、河北等地。野生或栽培。

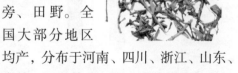

【功效主治】利尿通淋，杀虫，止痒。用于热淋涩痛，小便短赤，虫积腹痛，皮肤湿疹，阴痒带下。

【用量用法】9～15克，煎服。外用：适量，煎洗患处。

【使用注意】脾虚者慎用。

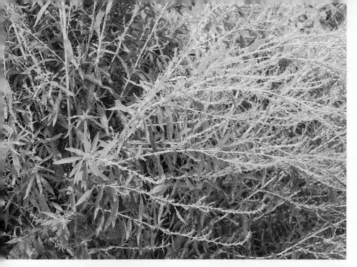

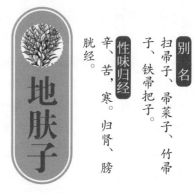

【别名】扫帚子、帚菜子、竹帚子、铁帚把子。

【性味归经】辛、苦，寒。归肾、膀胱经。

地肤子

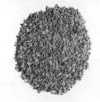

【来源】为蓼科植物地肤的成熟果实。

【植物特征】一年生草本，茎直立，秋后常变为红色。叶互生，线形或披针形，长2～5厘米，宽0.3～0.7厘米，无毛或被短柔毛，全缘，边缘常具少数白色长毛。花两性或雌性，单生或2朵生于叶腋，集成稀疏的穗状花序。种子横生，扁平。

【生境分布】生长于山野荒地、田野、路旁，栽培于庭院。全国大部分地区有产。

【功效主治】清热利湿，祛风止痒。用于小便涩痛，阴痒带下，风疹，湿疹，皮肤瘙痒。

【用量用法】9～15克，煎服。外用：适量，煎汤熏洗。

【使用注意】《本草备要》："恶螵蛸。"

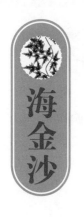

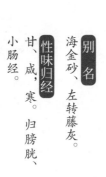

【别名】海金砂、左转藤灰。

【性味归经】甘、咸，寒。归膀胱、小肠经。

海金沙

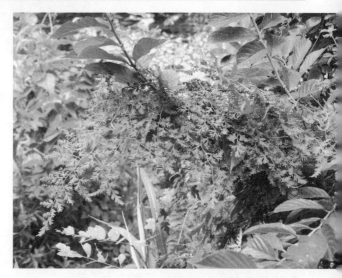

【来源】为海金沙科植物海金沙的干燥成熟孢子。

【植物特征】多年生攀缘草本。根茎细长，横走，黑褐色或栗褐色，密生有节的毛。茎无限生长；海金沙叶多数生于短枝两侧，短枝长3～8毫米，顶端有被茸毛的休眠小芽。叶2型，纸质，营养叶尖三角形，2回羽状，小羽片宽3～8毫米，边缘有浅钝齿；孢子叶卵状三角形，羽片边缘有流苏状孢子囊穗。孢子囊梨形，环带位于小头。孢子期5～11月。

【生境分布】生长于阴湿山坡灌丛中或路边林缘。分布于广东、浙江等地。

【功效主治】

清利湿热，通淋止痛。用于热淋，石淋，血淋，膏淋，尿道涩痛。

【用量用法】

6～15克，煎服，宜包煎。

【使用注意】肾阴亏虚者慎服。

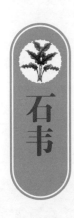

石韦

别名 石皮、石剑、石兰、飞刀剑、七星剑、金星草。

性味归经 甘、苦，微寒。归肺、膀胱经。

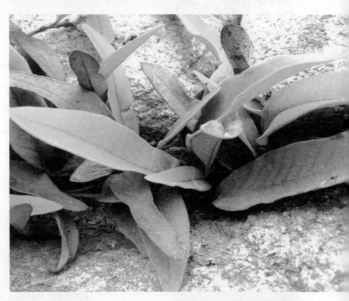

【来源】为水龙骨科植物庐山石韦和石韦或有柄石韦的干燥叶。

【植物特征】植株高10～30厘米，根茎如粗铁丝，横走，密生鳞片。叶近两型，不育叶和能育叶同形，叶片披针形或长圆披针形，基部楔形，对称。孢子囊群在侧脉间紧密而整齐地排列，初为星状毛包被，成熟时露出，无盖。

【生境分布】生长于山野的岩石上或树上。分布于长江以南各地。

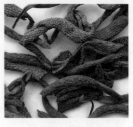

【功效主治】

利尿通淋，清肺止咳，凉血止血。用于热淋，血淋，石淋，小便不通，淋沥涩痛，肺热喘咳，吐血，衄血，尿血，崩漏。

【用量用法】6～12克，煎服。

【使用注意】阴虚及无湿热者忌服。

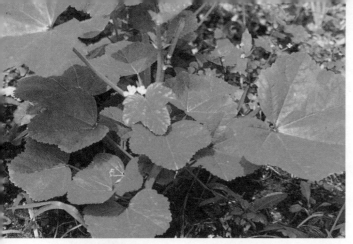

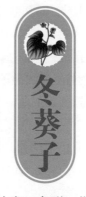

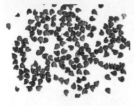

【来源】为锦葵科植物冬葵的干燥成熟种子。

【植物特征】一年生草本，高30～90厘米。茎直立，被疏毛或几无毛。叶互生；掌状5～7浅裂，圆肾形或近圆形，基部心形，边缘具钝锯齿，掌状5～7脉，有长柄。花小，丛生于叶腋，淡红色，小苞片3，广线形；萼5裂，裂片广三角形；花冠5瓣，倒卵形，先端凹入；雄蕊多数，花丝合生；子房10～12室，每室有一个胚珠。果实扁圆形，由10～12心皮组成，果熟时各心皮彼此分离，且与中轴脱离，心皮无毛，淡棕色。

【生境分布】生长于平原、山野等处。多为栽培。全国各地均有产。

【功效主治】利尿通淋，下乳，润肠。

【用量用法】3～9克，煎服。

【使用注意】本品寒润滑利，脾虚便溏者与孕妇慎用。

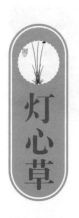

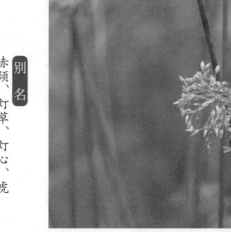

【来源】为灯心草科植物灯心草的干燥茎髓。

【植物特征】多年生草本，高40～100厘米，根茎横走，密生须根，茎簇生，直立，细柱形。叶鞘红褐色或淡黄色，叶片退化呈刺芒状。花序假侧生，聚伞状，多花，密集或疏散，花淡绿色，具短柄。蒴果长圆状，先端钝或微凹，长约与花被等长或稍长，内有3个完整的隔膜。

分布于江苏、湖南、四川、贵州等地。

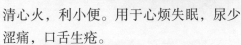

【生境分布】生长于池旁、河边、稻田旁、水沟边、草地上或沼泽湿处。

【功效主治】清心火，利小便。用于心烦失眠，尿少涩痛，口舌生疮。

【用量用法】1～3克，煎服。外用：适量。

【使用注意】气虚小便不禁者忌服。

利湿退黄药

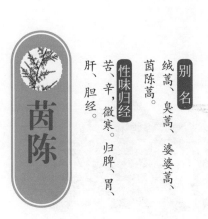

茵陈

别名
绒蒿、臭蒿、婆婆蒿、茵陈蒿。

性味归经
苦、辛，微寒。归脾、胃、肝、胆经。

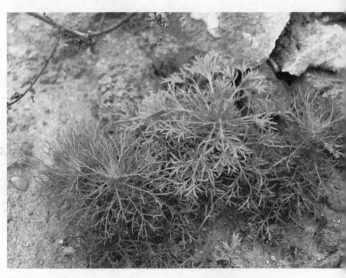

【来源】为菊科植物茵陈蒿的干燥地上部分。

【植物特征】多年生草本，幼苗密被灰白色细柔毛，成长后全株光滑无毛。基生叶有柄，2～3回羽状全裂或掌状分裂，最终裂片线形；花枝的叶无柄，羽状全裂成丝状。头状花序圆锥状，花序直径1.5～2毫米；总苞球形，总苞片3～4层；花杂性，每一花托上着生

两性花和雌花各约5朵，均为淡紫色管状花；雌花较两性花稍长，中

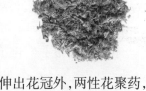

央仅有一雌蕊，伸出花冠外，两性花聚药，雌蕊1枚，不伸出，柱头头状，不分裂。瘦果长圆形，无毛。

【生境分布】生长于路边或山坡。

我国大部分地区有分布，分布于陕西、山西、安徽等地。

【功效主治】清利湿热，利胆退黄。

用于黄疸尿少，湿温暑湿，湿疮瘙痒。

【用量用法】6～15克，煎服。外用：适量。煎汤熏洗。

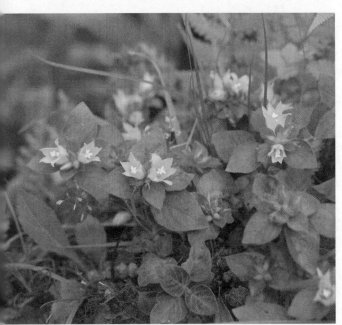

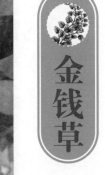

金钱草

别名

过路黄、对座草、大叶金钱草、对叶金钱草

性味归经

甘、咸，微寒。归肝、胆、肾、膀胱经。

【来源】为报春花科植物过路黄的干燥全草。

【植物特征】多年生草本，无毛或微被毛；茎细长，绿色或带紫红色，匍匐地面生长。叶片、花萼、花冠及果实均具点状及条纹状的黑色腺体。单叶对生，叶片心脏形或卵形，全缘，仅主脉明显；单生于叶腋。花梗长达叶端，萼片线状披针形，花冠长约萼片的两倍，黄色。蒴果球形，种子边缘稍具膜翅。

【生境分布】生长于山坡路旁、沟边以及林缘阴湿处。分布于四川、山西、陕西、云南、贵州等地。

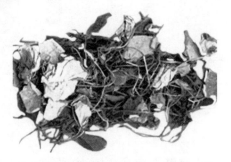

【功效主治】利湿退黄，利尿通淋，解毒消肿。用于湿热黄疸，胆胀胁痛，石淋，热淋，小便涩痛，痈肿疔疮，蛇虫咬伤。

【用量用法】15～60克，煎服。鲜品加倍。外用：适量。

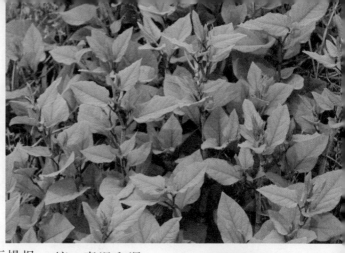

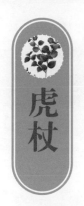

虎杖

【别名】 苦杖、酸杖、斑杖、阴阳莲、蛇总管、紫金龙。

【性味归经】 微苦，微寒。归肝、胆、肺经。

【来源】 为蓼科植物虎杖的干燥根茎和根。

【植物特征】 多年生灌木状草本，无毛，高1～1.5米，根状茎横走，木质化，外皮黄褐色，茎直立，丛生，中空，表面散生红色或紫红色斑点。叶片宽卵状椭圆形或卵形，顶端急尖，基部圆形或阔楔形，托叶鞘褐色，早落。花单性，雌雄异株，圆锥花序腋生；花梗细长，中部有关节。瘦果椭圆形，有3棱，黑褐色，光亮。

【生境分布】 生长于疏松肥沃的土壤，喜温和湿润气候，耐寒、耐涝。我国大部分地区均产。

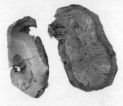

【功效主治】 利湿退黄，清热解毒，散瘀止痛，止咳化痰。用于湿热黄疸，淋浊，带下，风湿痹痛，痈肿疮毒，水火烫伤，经闭，癥瘕，跌打损伤，肺热咳嗽。

【用量用法】 9～15克，煎服。外用：适量，制成煎液或油膏涂敷。

【使用注意】 孕妇忌服。

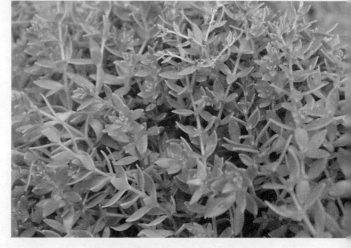

垂盆草

【别名】 狗牙齿、半枝莲、狗牙菜、三叶佛甲草。

【性味归经】 甘、淡，凉。归肝、胆、小肠经。

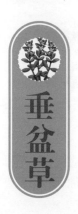

【来源】 为景天科植物垂盆草的新鲜或干燥全草。

【植物特征】 多年生肉质草本，不育枝匍匐生根，结实枝直立，长10～20

厘米。叶3片轮生，倒披针形至长圆形，长15～25毫米，宽3～5毫米，顶端尖，基部渐狭，全缘。聚伞花序疏松，常3～5分枝；花淡黄色，无梗；萼片5，阔披针形至长圆形，长3.5～5毫米，顶端稍钝；花瓣5，披针形至长圆形，长5～8毫米，顶端外侧有长尖头；雄蕊10，较花瓣短；心皮5，稍开展。种子细小，卵圆形，无翅，表面有乳头突起。花期5～6月，果期7～8月。

【生境分布】

生长于山坡岩石上或栽培。全国各地均有分布。均为野生。

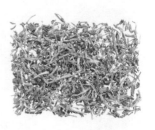

【功效主治】

利湿退黄，清热解毒。用于湿热黄疸，小便不利，痈肿疮疡。

【用量用法】15～30克，煎服。

【使用注意】脾胃虚寒者慎服。

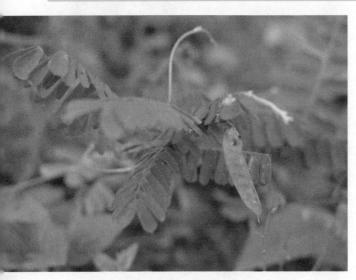

鸡骨草

别名 黄食草、大黄草、红母鸡草、细叶龙鳞草。

性味归经 甘、微苦，凉。归肝、胃经。

【来源】为豆科植物广州相思子的干燥全株。

【植物特征】木质小藤本，多年生，具有无限生长习性，一年生株高80～160厘米。偶数羽状复叶对生，小叶表皮膜质，两面叶，上表皮光滑，被伏少茸毛，颜色较下表皮深，下表皮有许多乳白色茸毛。总状花序腋生，花小，蝶形花冠水红色或淡紫红色。荚果长月形，扁平，先端有喙，被稀疏白色糙伏毛，成熟时呈黄色。

【生境分布】

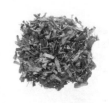

生长于丘陵地或山间、路旁灌丛中，常栽培于村边。分布于广西、广东等地。

【功效主治】清热解毒，舒肝止痛。用于黄疸，胁肋不舒，胃脘胀痛；急、慢性肝炎，乳腺炎。

【用量用法】15～30克，煎服。

【使用注意】凡虚寒体弱者慎用。

温里药

WEN LI YAO

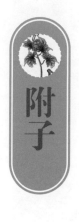

附子

别名　五毒、铁花。

性味归经　辛、甘，大热；有毒。归心、肾、脾经。

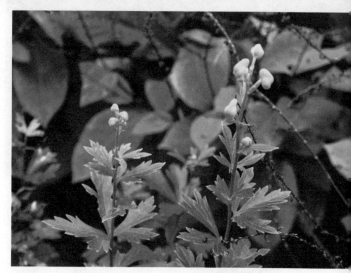

【来源】为毛茛科植物乌头的子根的加工品。

【植物特征】多年生草本，高60～150厘米。主根纺锤形至倒卵形，中央的为母根，周围数个子根（附子）。叶片五角形，3全裂，中央裂片菱形，两侧裂片再2深裂。总状圆锥花序狭长，密生反曲的微柔毛；萼片5，蓝紫色（花瓣状），上裂片高盔形，侧萼片近圆形；花瓣退化，其中两枚变成蜜叶，紧贴盔片下有长爪，

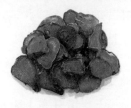

距部扭曲；雄蕊多数分离，心皮 3 ～ 5，通常有微柔毛。菁葖果；种子有膜质翅。根呈瘦长圆锥形，中部多向一侧膨大，顶端有残存的茎基，长 2 ～ 7.5 厘米，直径 1.5 ～ 4 厘米。外表棕褐色，皱缩不平，有瘤状侧根及除去子根后的痕迹。

【生境分布】 生长于山地草坡或灌木丛中。分布于四川、湖北、湖南等地。

【功效主治】 回阳救逆，补火助阳，散寒止痛。用于亡阳虚脱，肢冷脉微，心阳不足，胸痹心痛，虚寒吐泻，脘腹冷痛，肾阳虚衰，阳痿宫冷，阴寒水肿，阳虚外感，寒湿痹痛。

【用量用法】 3 ～ 15 克，煎服，久煎。本品有毒，宜先煎 0.5 ～ 1 小时，至口尝无麻辣感为度。

【使用注意】 孕妇及阴虚阳亢者忌用。反半夏、瓜蒌、贝母、白蔹、白及。生品外用，内服须炮制。若内服过量，或炮制、煎煮方法不当，可引起中毒。

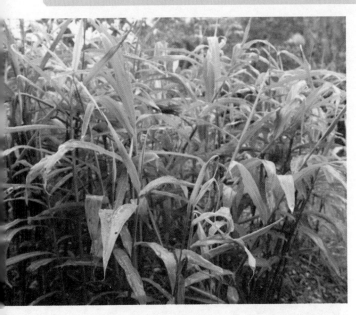

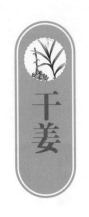

干姜

别名 均姜、白姜、干生姜。

性味归经 辛，热。归脾、胃、肾、心、肺经。

【来源】 为姜科植物姜的干燥根茎。

【植物特征】 多年生草本，高 50 ～ 80 厘米。根茎横走，扁平肥厚，有分枝，有浓厚的辛辣气味。叶无柄，叶片披针形至线状披针形。花葶自根茎中抽出，总花梗长达 25 厘米，穗状花序果状，苞片卵形，淡绿色，花冠黄绿色，唇瓣大。

【生境分布】 生长于阳光充足、排水良好的沙质地。我国大部分地区有栽培。分布于四川、贵州。

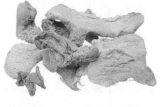

【功效主治】 温中散寒，回阳通脉，温肺化饮。用于脘腹冷痛，呕吐泄泻，肢冷脉微，痰饮喘咳。

【用量用法】 3 ～ 10 克，煎服。

【使用注意】 本品辛热燥烈，阴虚内热、血热妄行者忌用。

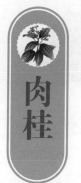

肉桂

别名 筒桂、玉桂、牡桂、大桂、菌桂、辣桂。

性味归经 辛、甘，大热。归肾、脾、心、肝经。

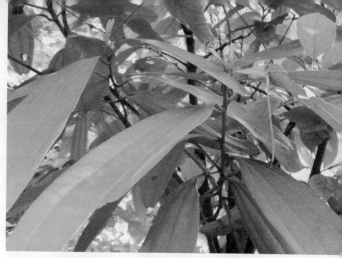

【来源】为樟科植物肉桂的干燥树皮。

【植物特征】常绿乔木，树皮灰褐色，幼枝多有4棱。叶互生，叶片革质长椭圆形或近披针形，先端尖，基部钝，全缘，3出脉于背面明显隆起。圆锥花序腋生或近顶生，花小白色，花被6片，能育雄蕊9，子房上位，胚珠1枚。浆果椭圆形，长1厘米，黑紫色，基部有浅杯状宿存花被。

【生境分布】多为栽培。分布于云南、广西、广东、福建等地。

【功效主治】补火助阳，引火归元，散寒止痛，温通经脉。用于阳痿宫冷，腰膝冷痛，肾虚作喘，虚阳上浮，眩晕目赤，心腹冷痛，虚寒吐泻，寒疝腹痛，痛经经闭。

【用量用法】1～5克，煎服。宜后下或焗服；研末冲服，每次1～2克。

【使用注意】阴虚火旺、里有实热、血热妄行出血及孕妇忌用。畏赤石脂。

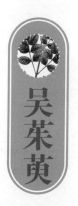

吴茱萸

别名 茶辣、曲药子、伏辣子、食茱萸、臭泡子。

性味归经 辛、苦，热；有小毒。归肝、脾、胃、肾经。

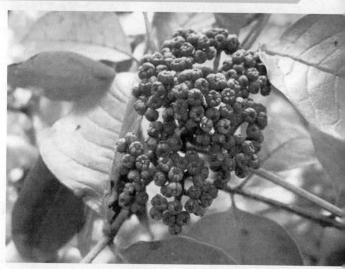

【来源】为芸香科植物吴茱萸、石虎或疏毛吴茱萸的干燥近成熟果实。

【植物特征】灌木或小乔木，全株具臭气，幼枝、叶轴及花序轴均被锈色长柔毛。叶对生，单数羽状复叶，小叶5～9，椭圆形至卵形，全缘或有微小钝锯齿，两面均密被长柔毛，有粗大腺点。花单性，雌雄异株；聚伞状圆锥花序顶生，花白色，5数。蓇葖果，成熟时紫红色，表面有粗大的腺点；每心皮具种子1枚。果实略呈扁球形，直径2～5毫米。表面绿黑色或暗黄绿色，粗糙，有多数凹下细小油点，顶平，中间有凹窝及5条小裂缝，有的裂成5瓣。基部有花萼及短果柄，果柄密生茸毛。

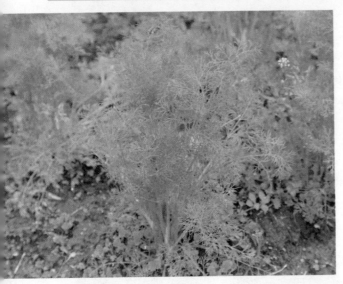

【生境分布】生长于温暖地带路旁、山地或疏林下。多为栽培。分布于长江流域以南各地。

【功效主治】散寒止痛，降逆止呕，助阳止泻。用于厥阴头痛，寒疝腹痛，寒湿脚气，经行腹痛，脘腹胀痛，呕吐吞酸，五更泄泻。

【用量用法】2～5克，煎服。外用：适量。

【使用注意】本品辛热燥烈，易耗气动火，故不宜多用、久服。阴虚有热者忌用。

小茴香

别名 谷茴香、野茴香、土茴香、茴香子。

性味归经 辛，温。归肝、肾、脾、胃经。

【来源】为伞形科植物茴香的干燥成熟果实。

【植物特征】多年生草本，高1～2米，全株有香气。茎直立，有纵棱。叶互生，3～4回羽状全裂，裂片丝状线形；叶柄基部鞘状抱茎。复伞形花序顶生；花小、黄色。双悬果，每分果有5纵棱。本品呈小圆柱形，两端稍尖，长3～5毫米，径2毫米左右，基部有时带细长的小果柄，顶端有黄褐色柱头残基，新品黄绿色至棕色，陈品为棕黄色。分果容易分离，背面有5条略相等的果棱，腹面稍平；横切面略呈五角形。

【生境分布】全国各地均有栽培。分布于山西、内蒙古、甘肃、辽宁等地。

【功效主治】散寒止痛，理气和胃。用于寒疝腹痛，睾丸偏坠，痛经，少腹冷痛，脘腹胀痛，食少吐泻。盐小茴香暖肾散寒止痛。用于寒疝腹痛,睾丸偏坠,经寒腹痛。

【使用注意】阴虚火旺者慎用。

【用量用法】3～6克,煎服。外用:适量。

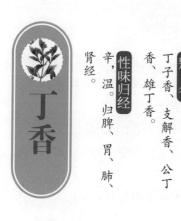

丁香

别名 丁子香、支解香、公丁香、雄丁香。

性味归经 辛、温。归脾、胃、肺、肾经。

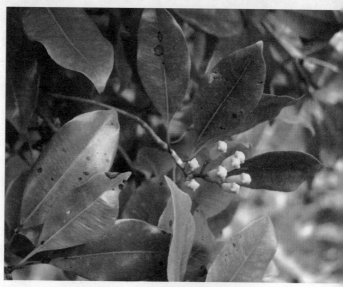

【来源】为桃金娘科植物丁香的干燥花蕾。习称公丁香。

【植物特征】常绿乔木,高达12米。单叶对生,革质,卵状长椭圆形至披针形,长5～12厘米,宽2.5～5厘米,先端尖,全缘,基部狭窄,侧脉平行状,具有多数透明小油点。花顶生,复聚伞花序;萼筒先端4裂,齿状,肉质。花瓣紫红色,短管状,具4裂片,雄蕊多数,成4束与萼片互生,花丝丝状;雄蕊1枚,子房下位,2室,具多数胚珠,花柱锥状,细长。浆果椭圆形,长2.5厘米,红棕色。顶端有宿萼,稍似鼓槌状,长1～2厘米,上端蕾近似球形,下端萼部类圆柱形而略扁,向下渐狭。表面呈红棕色或暗棕色,有颗粒状突起,用指甲刻划时会有油渗出。萼片4,三角形,肥厚,花瓣4,膜质,

黄棕色,覆瓦状抱合成球形,花瓣内有多数向内弯曲的雄蕊。

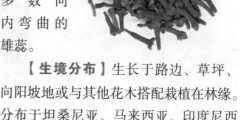

【生境分布】生长于路边、草坪、向阳坡地或与其他花木搭配栽植在林缘。分布于坦桑尼亚、马来西亚、印度尼西亚等地。我国海南省也有栽培。

【功效主治】温中降逆,补肾助阳。用于脾胃虚寒,呃逆呕吐,食少吐泻,心腹冷痛,肾虚阳痿。

【用量用法】1～3克,煎服。外用:适量。

【使用注意】热证及阴虚内热者忌用。畏郁金。

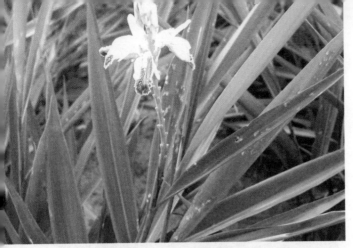

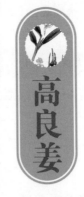
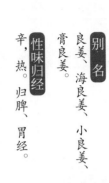

别名

良姜、海良姜、小良姜、膏良姜。

性味归经

辛，热。归脾、胃经。

高良姜

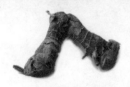

【来源】为姜科植物高良姜的干燥根茎。

【植物特征】多年生草本，高30～110厘米，根茎棕红色或紫红色。叶互生，叶片线状披针形，先端渐尖或尾尖，基部渐窄，全缘或具不明显的疏钝齿，两面均无毛、无柄；叶鞘开放抱茎，叶舌膜质，长达3厘米，棕色。总状花序顶生，花序轴被茸毛，小苞片极小，花萼先端不规则3浅圆裂，外被短毛；花冠管漏斗状。蒴果球形，不开裂，被茸毛，熟时橙红色。

【生境分布】生长于山坡、旷野的草地或灌木丛中。分布于广东、海南、广西、云南等地。

【功效主治】温胃止呕，散寒止痛。用于脘腹冷痛，胃寒呕吐，嗳气吞酸。

【用量用法】3～6克，煎服。研末服，每次3克。

【使用注意】阴虚有热者忌服。

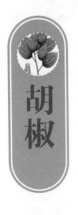

别名

玉椒、白川、古月、黑川、浮椒、白胡椒、黑胡椒。

性味归经

辛，热。归胃、大肠经。

胡椒

【来源】为胡椒科植物胡椒的干燥近成熟或成熟果实。

【植物特征】常绿藤本。茎长达5米许，多节，节处略膨大，幼枝略带肉质。叶互生，叶柄长1.5～3厘米，上面有浅槽；叶革质，阔卵形或卵状长椭圆形，长8～16厘米，宽4～7厘米，先端尖，基部近圆形，全缘，上面深绿色，下面苍绿色，基出脉5～7条，在下面隆起。花单性，雌雄异株，成为杂性，成为穗状花序，侧生茎节上；总花梗与叶柄等长，花穗长约10厘米；每花有一盾状或杯状苞片，陷入花轴内，通常具侧生的小苞片；无花被；雄蕊2，花丝短，花药2室；雌蕊子房圆形，1室，无花柱，柱头3～5枚，有毛。浆果球形，直径4～5毫米，稠密排列，果穗圆柱状，幼时绿色，熟时红黄色。种子小。花期4～10月，果期10月至次年4月。

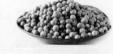

【生境分布】生长于荫蔽的树林中。分布于海南、广东、广西、云南等地。

【功效主治】温中散寒，下气，消痰。用于胃寒呕吐，腹痛泄泻，食欲不振，癫痫痰多。

【用量用法】0.6～1.5克，研粉吞服。外用：适量。

【使用注意】胃热或胃阴虚者忌用。

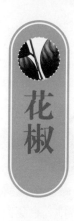

花椒

别名：秦椒、大椒、巴椒、川椒、蜀椒。

性味归经：辛，温。归脾、胃、肾经。

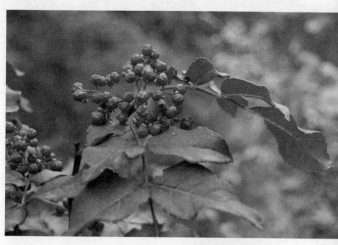

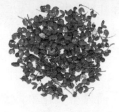

【来源】为芸香科植物青椒或花椒的干燥成熟果皮。

【植物特征】灌木或小乔木，高3～6米。茎枝疏生略向上斜的皮刺，基部侧扁；嫩枝被短柔毛。叶互生；单数羽状复叶，长8～14厘米，叶轴具狭窄的翼，小叶通常5～9片，对生，几无柄，叶片卵形；椭圆形至广卵形，长2～5厘米，宽1.5～3厘米，先端急尖；通常微凹，基部为不等的楔形，边缘钝锯齿状，齿间具腺点，下面在中脉基部有丛生的长柔毛。伞房状圆锥花序，顶生或顶生于侧枝上；花单性，雌雄异株，花轴被短柔毛；花被片4～8，三角状披针形；雄花具雄蕊5～7，花药矩圆形，药隔近顶端具腺点，花丝线形，退化心皮2，先端2叉裂；雌花心皮通常3～4，子房背脊上部有凸出的腺点，花柱略外弯，柱头头状，子房无柄。成熟心皮通常2～3。果实红色至紫红色，密生疣状突起的腺点。种子1，黑色，有光泽。花期3～5月，果期7～10月。

【生境分布】生长于温暖湿润、土

层深厚肥沃的壤土、沙壤土中。我国大部分地区有分布，但以四川产者为佳，故又名川椒、蜀椒。

【功效主治】温中止痛，杀虫止痒。用于脘腹冷痛，呕吐泄泻，虫积腹痛；外治湿疹，阴痒。

【用量用法】3～6克，煎服。外用：适量，煎汤熏洗。

【使用注意】本品性热，阴虚火旺或血热妄行者禁服。孕妇慎服。

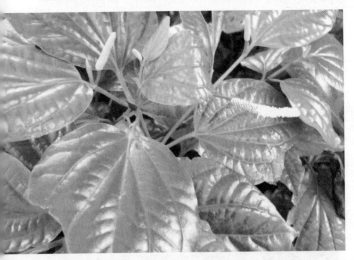

荜茇

【来源】为胡椒科植物荜茇的干燥近成熟或成熟果穗。

【植物特征】多年生攀缘藤本，茎下部匍匐，枝有粗纵棱，幼时密被粉状短柔毛。单叶互生，叶柄长短不等，下部叶柄最长，顶端近无柄，中部长1～2厘米，密被毛；叶片卵圆形或卵状长圆形，长5～10厘米，基部心形，全缘，脉5～7条，两面脉上被短柔毛，下面密而显著。花单性异株，穗状花序与叶对生，无花被；雄花序长约5厘米，直径3毫米，花小，苞片1，雄蕊2；雌花序长约2厘米，于果期延长，花的直径不及1毫米，子房上位，下部与花序轴合生，无花柱，柱头3。浆果卵形，基部嵌于花序轴并与之结合，顶端有脐状突起。果穗圆柱状，有的略弯曲，长2～4.5厘米，直径5～8毫米。果穗柄长1～1.5厘米，多已脱落。果穗表面黄褐色至黑褐色，由多数细小浆果紧密交错排列聚集而成。小果部分陷于花序轴并与之结合，上端钝圆，顶部残存柱头呈脐状突起，小果略呈球形，被苞片，直径1～2毫米。

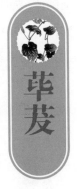

【生境分布】生长于海拔约600米的疏林中。进口荜茇分布于印度尼西亚、菲律宾、越南等国。我国云南、海南等地有产。

【功效主治】温中散寒，下气止痛。用于脘腹冷痛，呕吐，泄泻，寒凝气滞，胸痹心痛，头痛，牙痛。

【用量用法】1～3克，煎服。外用：适量，研末塞龋齿孔中。

【使用注意】实热及阴虚火旺者禁服。

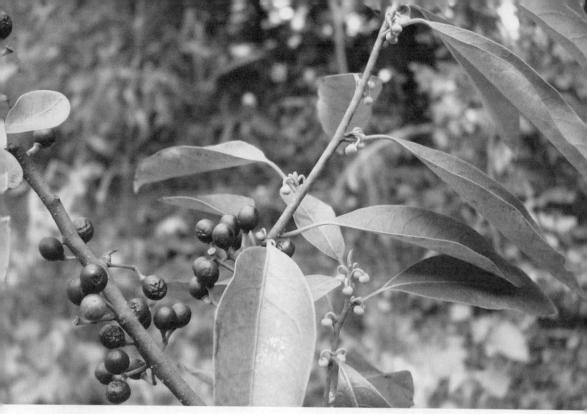

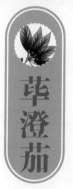

荜澄茄

别名

澄茄、毕茄、毕澄茄、
山苍子、毗陵茄子。

性味归经

辛，温。归脾、胃、肾、
膀胱经。

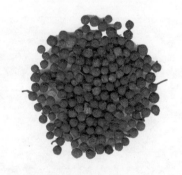

【来源】为樟科植物山鸡椒的干燥
成熟果实。

【植物特征】常绿攀缘性藤本，茎
长约6米。叶互生，叶片椭圆状卵形或
长卵形，先端渐尖，基部圆形或斜心脏形，
全缘，两面均光滑无毛。花单性，雌雄
异株，成单生的穗状花序，花小，白色，
无花被。核果球形，直径约5毫米，黑
褐色。

【生境分布】生长于向阳丘陵和山
地的灌木丛或疏林中。分布于广西、浙江、
四川、广东、云南等地。多为野生。

【功效主治】温中散寒，行气止痛。
用于胃寒呕逆，脘腹冷痛，寒疝腹痛，
寒湿瘀滞，小便浑浊。

【用量用法】1～3克，煎服。

【使用注意】辛温助火，阴虚有热及热证忌用。

行气药

XING QI YAO

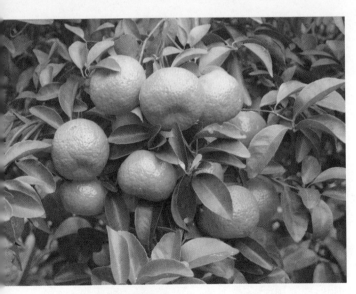

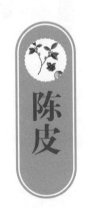

陈皮

别名
橘皮、红皮、广橘皮、橘子皮。

性味归经
辛、苦，温。归肺、脾经。

【来源】

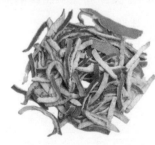

为芸香科植物橘及其栽培变种的干燥成熟果皮。药材分为"陈皮"和"广陈皮"。

【植物特征】有刺小乔木。叶互生，革质，卵状披针形，常为单身复叶，叶翼往往较小或不明显。花两性，黄白色，辐射对称；单生或簇生于叶腋，花萼5裂；花瓣5；雄蕊15或更多，花丝常相互连合；子房 8 ~ 15 室。果实为柑果，成熟时橙红色。按产地加工不同，商品以广东产者为广陈皮，其他地区产者为陈皮。

【生境分布】生长于丘陵、低山地带、江河湖泊沿岸或平原。全国各产橘区均产。

【功效主治】理气健脾，燥湿化痰。用于胸脘胀满，食少吐泻，咳嗽痰多。

【用量用法】3 ~ 10 克，煎服。

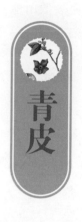

青皮

性味归经 苦、辛，温。归肝、胆、胃经。

别名 四化、个青皮、青柑皮、青橘皮、广四化、青皮子、四花青皮。

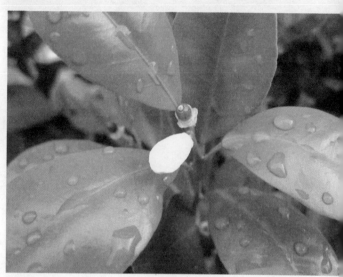

【来源】为芸香科植物橘及其栽培变种的干燥幼果或未成熟果实的干燥果皮。

【植物特征】常绿小乔木或灌木，高约 3 米；枝柔弱，通常有刺。叶互生，革质，披针形至卵状披针形，长 5.5 ~ 8 厘米，宽 2.9 ~ 4 厘米，顶端渐尖，基部楔形，全缘或具细钝齿；叶柄细长，翅不明显。花小，黄白色，单生或簇生于叶腋；萼片 5；花瓣 5；雄蕊 18 ~ 24，花丝常 3 ~ 5 枚合生；子房 9 ~ 15 室。柑果扁球形，直径 5 ~ 7 厘米，橙黄色或淡红黄色，果皮疏松，肉瓤极易分离。

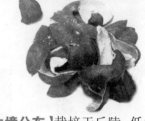

【生境分布】栽培于丘陵、低山地带、江河湖泊沿岸或平原。产地同陈皮，分布于广东、福建、四川、浙江、江西等地。

【功效主治】疏肝破气，消积化滞。用于胸胁胀痛，疝气疼痛，乳癖，乳痈，食积气滞，脘腹疼痛。

【用量用法】3 ~ 10 克，煎服。醋炙疏肝止痛力强。

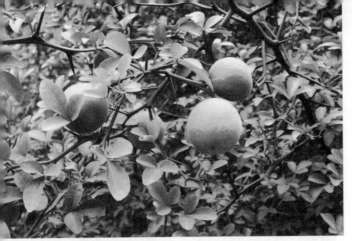

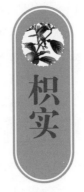

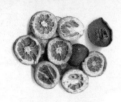

【来源】为芸香科植物酸橙及其栽培变种或甜橙的干燥幼果。

【植物特征】小乔木，茎枝三棱形，光滑，有长刺。单身复叶，互生；叶柄有狭长形的或倒心脏形；叶片革质，卵形或倒卵形，而具半透明油点。总状花序，白色，长椭圆形。果圆形而稍扁，橙黄色，果皮粗糙。

【生境分布】生长于丘陵、低山地带和江河湖泊的沿岸。分布于江苏、江西、福建、四川等地。

【功效主治】破气消积，化痰除痞。用于积滞内停，痞满胀痛，泻痢后重，大便不通，痰滞气阻，胸痹，结胸，脏器下垂。

【用量用法】3～10克，煎服。大量可用至30克，炒后性较平和。

【使用注意】孕妇慎用。

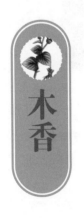

木香

别名 蜜香、广木香、五木香、南木香、青木香、川木香。

性味归经 辛、苦，温。归脾、胃、大肠、三焦、胆经。

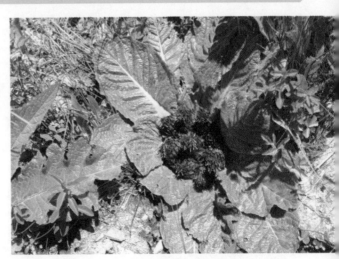

【来源】为菊科植物木香、川木香的干燥根。

【植物特征】多年生草本，高1～2米。主根粗壮，圆柱形。基生叶大型，具长柄，叶片三角状卵形或长三角形，基部心形，边缘具不规则的浅裂或呈波状，疏生短刺；基部下延呈不规则分裂的翼，叶面被短柔毛；茎生叶较小呈广椭圆形。瘦果线形，有棱，上端着生一轮黄色直立的羽状冠毛。

【生境分布】生长于高山草地和灌木丛中。木香产于印度、巴基斯坦、缅甸者，称为广木香，现我国已栽培成功。分布于云南、广西者，称为云木香；分布于四川、西藏等地者称川木香。

【功效主治】行气止痛，健脾消食。

用于胸胁、脘腹胀痛，泻痢后重，食积不消，不思饮食。煨木香实肠止泻。用于泄泻腹痛。

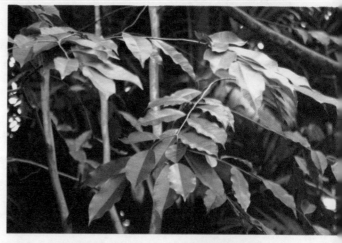

【用量用法】3～6克，煎服。生用行气力强，煨用行气力缓而实肠止泻，用于泄泻腹痛。

【使用注意】阴虚、津亏、火旺者慎服。

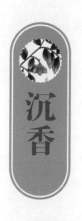

沉香

别名 白木香、土沉香、牙香树、沉水香、奇南香。

性味归经

【来源】为瑞香科植物沉香含有树脂的木材。

【植物特征】常绿乔木，高达30米。幼枝被绢状毛。叶互生，稍带革质；具短柄，长约3毫米；叶片椭圆状披针形、披针形或倒披针形，长5.5～9厘米，先端渐尖，全缘，下面叶脉有时被绢状毛。伞形花序，无梗，或有短的总花梗，被绢状毛；花白色，与小花梗等长或较短；花被钟形，5裂，裂片卵形，长0.7～1厘米，喉部密被白色茸毛的鳞片10枚，外被绢状毛，内密被长柔毛，花冠管与花被裂片略等长；子房上位，长卵形，密被柔毛，2室，花柱极短，柱头扁球形。

【生境分布】生长于中海拔山地、丘陵地。

【性味归经】辛、苦，微温。归脾、胃、肾经。

【功效主治】行气止痛，温中止呕，纳气平喘。用于胸腹胀闷疼痛，胃寒呕吐呃逆，肾虚气逆喘急。

【用量用法】1～5克，煎服。宜后下；或磨汁冲服，或入丸散剂，每次0.5～1克。

【使用注意】阴虚火旺及气虚下陷者慎服。

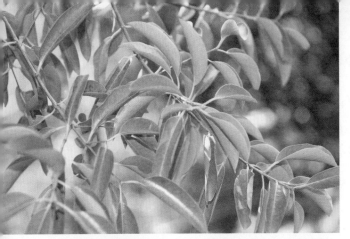

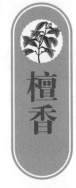

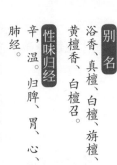

檀香

别名 浴香、真檀、白檀、旃檀、黄檀香、白檀召。

性味归经 辛，温。归脾、胃、心、肺经。

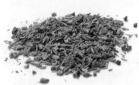

【来源】为檀香科植物檀香树干的心材。

【植物特征】常绿小乔木，高6～9米。具寄生根。树皮褐色，粗糙或有纵裂；多分枝，幼枝光滑无毛。叶对生；革质；叶片椭圆状卵形或卵状披针形，长3.5～5厘米，宽2～2.5厘米，先端急尖或近急尖，基部楔形，全缘，上面绿色，下面苍白色，无毛；叶柄长0.7～1厘米，光滑无毛。花腋生和顶生，为三歧式的聚伞状圆锥花序；花梗对生，长约与花被管相等；花多数，小形，最初为淡黄色，后变为深锈紫色；花被钟形，先端4裂，裂片卵圆形，无毛；蜜腺4枚，略呈圆形，着生在花被管的中部，与花被片互生。

【生境分布】野生或栽培。分布于印度、澳大利亚、印度尼西亚，我国海南、广东、云南、台湾等地亦产。

【功效主治】行气温中，开胃止痛。用于寒凝气滞，胸膈不舒，胸痹心痛，脘腹疼痛，呕吐食少。

【用量用法】2～5克，煎服。宜后下；入丸散，1～3克。

【使用注意】阴虚火旺、实热吐衄者慎用。

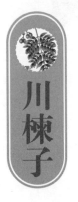

川楝子

别名 楝实、川楝实、金铃子。

性味归经 苦，寒；有小毒。归肝、小肠、膀胱经。

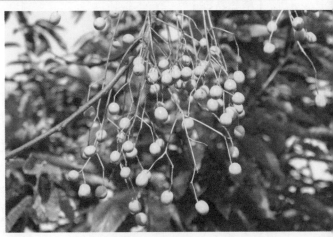

【来源】为楝科植物川楝的干燥成熟果实。

【植物特征】落叶乔木，高达10米。树皮灰褐色，小枝灰黄色。2回羽状复

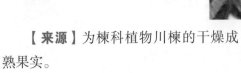

叶互生，总叶柄长 5～12 厘米。圆锥花序腋生，花瓣淡紫色。核果圆形或长圆形，直径约 3 厘米，黄色或栗棕色。

【生境分布】生长于丘陵、田边；有栽培。分布于四川、云南等地。

【功效主治】疏肝泄热，行气止痛，杀虫。用于肝郁化火，胸胁、脘腹胀痛，疝气疼痛，虫积腹痛。

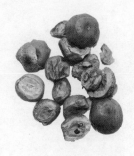

【用量用法】5～10 克，煎服。外用：适量，研末调涂。炒用寒性减低。

【使用注意】本品有毒，不宜过量或持续服用，以免中毒。又因性寒，脾胃虚寒者慎用。

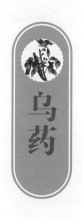

乌药

别名 旁其、矮樟根、土木香、天台乌药。

性味归经 辛，温。归肺、脾、肾、膀胱经。

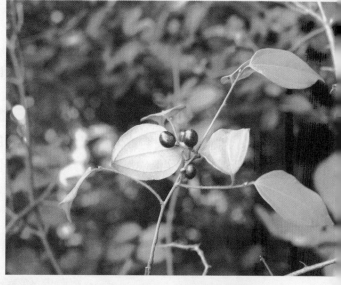

【来源】为樟科植物乌药的干燥块根。

【植物特征】常绿灌木或小乔木，高可达 5 米，树皮灰褐色，幼枝青绿色，具纵向细条纹，密被金黄色绢毛，后渐脱落，顶芽长椭圆形。叶互生，卵形、椭圆形至近圆形，先端长渐尖或尾尖，基部圆形，革质或有时近革质，上面绿色，有光泽，下面苍白色，幼时密被棕褐色柔毛，后渐脱落，偶见残存斑块状黑褐色毛片。

【生境分布】

生长于向阳山谷、坡地或疏林灌木丛中。分布于浙江、湖南、湖北、安徽、广东、四川、云南等地。多为野生。

【功效主治】行气止痛，温肾散寒。用于寒凝气滞，胸腹胀痛，气逆喘急，膀胱虚冷，遗尿尿频，疝气疼痛，经寒腹痛。

【用量用法】6～10 克，煎服。

【使用注意】气血虚而有内热者不宜服用。

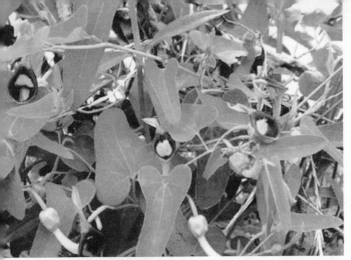

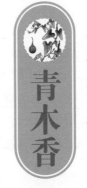

青木香

别名 青藤香、土木香、云南根、独行根、土青木香、独行木香。

性味归经 辛、苦，寒。归肝、胃经。

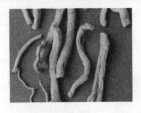

【来源】为马兜铃科植物马兜铃的干燥根。

【植物特征】多年生缠绕草本，基部木质化，全株无毛。根细长，在土下延伸，到处生苗。叶三角状椭圆形至卵状披针形或卵形，顶端短尖或钝，基部两侧有圆形的耳片。花单生于叶腋；花柄长约1厘米，花被管状或喇叭状，略弯斜，基部膨大成球形，中部收缩成管状，缘部卵状披针形，上部暗紫色，下部绿色。

【生境分布】生长于山谷、沟边阴湿处或山坡灌丛中。分布于江苏、浙江、安徽等地。

【功效主治】行气止痛，解毒消肿。

【用量用法】3～9克，煎服。散剂，每次1.5～2克，温开水送服。外用：适量，研末敷患处。

【使用注意】本品不宜多服，过量可引起恶心、呕吐等胃肠道反应。

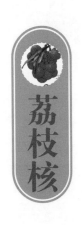

荔枝核

别名 荔核、荔仁、枝核、大荔核。

性味归经 甘、微苦，温。归肝、肾经。

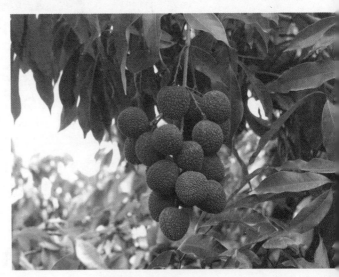

【来源】为无患子科植物荔枝的干燥成熟种子。

【植物特征】常绿乔木，高达10米；树冠广阔，枝多拗曲。羽状复叶，互生；

小叶 2 ~ 4 对，革质而亮绿，矩圆形或矩圆状披针形，先端渐尖，基部楔形而稍斜，全缘，新叶橙红色。圆锥花序顶生，花小，杂性，青白色或淡黄色。核果球形或卵形，直径约 3 厘米，外果皮革质，有瘤状突起，熟时赤色。种子矩圆形，褐色而明亮，假种皮肉质，白色，半透明，与种子极易分离。

【生境分布】多栽培于果园。分布于广东、广西、福建、台湾、四川 等 地。野 生 与 栽 培 均 有。

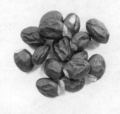

【功效主治】行气散结，祛寒止痛。用于寒疝腹痛，睾丸肿痛。

【用量用法】5 ~ 10 克，煎服。或入丸、散剂。

【使用注意】无寒湿气滞者慎服。

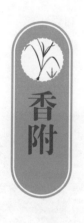

香附

别名
蓑草、香附子、香附米、莎草根、三棱草根。

性味归经
辛、微苦、微甘，平。归肝、脾、三焦经。

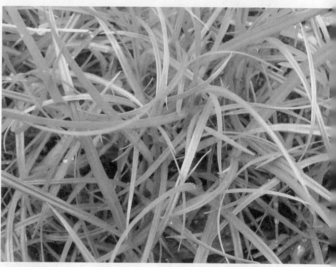

【来源】为莎草科植物莎草的干燥根茎。

【植物特征】多年生草本，根茎匍匐，块茎椭圆形，茎三棱形，光滑。叶丛生，叶鞘闭合抱茎。叶片长线形。复穗状花序，顶生，3 ~ 10 个排成伞状，花深茶褐色，有叶状苞片 2 ~ 3 枚，鳞片 2 列，排列紧密，每鳞片着生一花，雄蕊 3 枚，柱头 3 裂，呈丝状。小坚果长圆倒卵形，具 3 棱。

【生境分布】生长于路边、荒地、沟边或田间向阳处。分布于山东、浙江、河南等地。

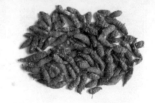

【功效主治】疏肝解郁，理气宽中，调经止痛。用于肝郁气滞，胸胁胀痛，疝气疼痛，乳房胀痛，脾胃气滞，脘腹痞闷，胀满疼痛，月经不调，经闭痛经。

【用量用法】6 ~ 10 克，煎服。醋炙止痛力增强。

【使用注意】血虚气弱者不宜单用，阴虚血热者慎服。

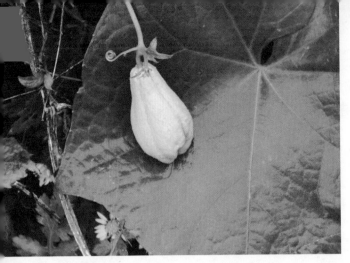

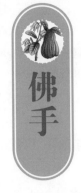

佛手

别名 香橼、手柑、五指柑。

性味归经 辛、苦、酸，温。归肝、脾、胃、肺经。

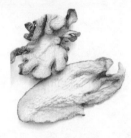

【来源】为芸香科植物佛手的干燥果实。

【植物特征】芸香科常绿小乔木，佛手的花有白、红、紫三色。白花素洁，红花沉稳，紫花淡雅。叶色泽苍翠，四季常青。果实色泽金黄，香气浓郁，形状奇特似手。

【生境分布】生长于果园或庭院中。分布于广东、四川及福建；次产于广西、云南、浙江及江西等地。

【功效主治】疏肝理气，和胃止痛，燥湿化痰。用于肝胃气滞，胸胁胀痛，胃脘痞满，食少呕吐，咳嗽痰多。

【用量用法】3～10克，煎服。

香橼

别名 香圆、枸橼、香泡树、钩缘子、香橼柑。

性味归经 辛、苦、酸，温。归肝、脾、肺经。

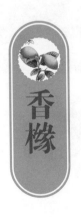

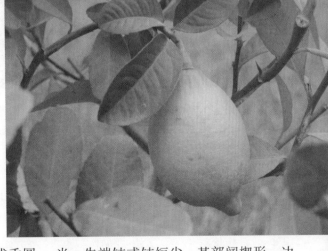

【来源】为芸香科植物枸橼或香圆的干燥成熟果实。

【植物特征】常绿小乔木，高2米左右。枝具短而硬的刺，嫩枝幼时紫红色，叶大，互生，革质；叶片长圆形或长椭圆形，长8～15厘米，宽3.5～6.5厘米，先端钝或钝短尖，基部阔楔形，边缘有锯齿；叶柄短而无翼，无节或节不明显。短总状花序，顶生及腋生，花3～10朵丛生，有两性花及雄花之分，萼片5，合生如浅杯状，上端5浅裂；花瓣5，肉质，白色，外面淡紫色；雄蕊约30；雌蕊1，子房上部渐狭，花柱有时宿存。柑果长椭圆形或卵圆形，果顶有乳状突起，长径10～25厘米，横径5～10厘米，熟时柠檬黄色，果皮粗厚而芳香，瓤囊细小，12～16瓣，果汁黄色，味极酸而苦；种子10枚左右，卵圆形，子叶白色。花期4月，果期8～9月。

【生境分布】生长于沙壤土，比较湿润的环境。长江流域及其以南地区均有分布，广东、广西栽培较多。

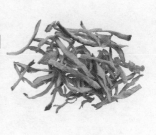

【功效主治】疏肝理气，宽中，化痰。用于肝胃气滞，胸胁胀痛，脘腹痞满，呕吐噫气，痰多咳嗽。

【用量用法】3～10克，煎服。

【使用注意】阴虚血燥及孕妇气虚者慎服。

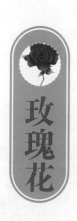

玫瑰花

别名 湖花、刺玫瑰、徘徊花、笔头花。

性味归经 甘、微苦，温。归肝、脾经。

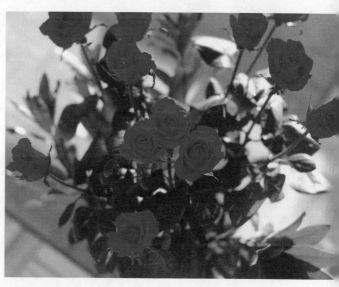

【来源】为蔷薇科植物玫瑰的干燥花蕾。

【植物特征】直立灌木，茎丛生，有茎刺。单数羽状复叶互生，椭圆形或椭圆形状倒卵形，先端急尖或圆钝，叶柄和叶轴有茸毛，疏生小茎刺和刺毛。花单生于叶腋或数朵聚生，苞片卵形，边缘有腺毛，花冠鲜艳，紫红色，芳香。

【生境分布】均为栽培。全国各地均产，分布于江苏、浙江、福建、山东、四川等地。

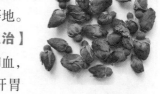

【功效主治】行气解郁，和血，止痛。用于肝胃气痛，食少呕恶，月经不调，跌仆伤痛。

【用量用法】3～6克，煎服。

【使用注意】阴虚火旺慎服。

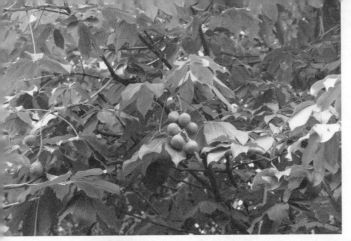

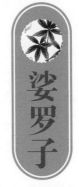
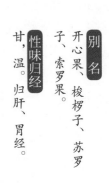

别名

开心果、梭椤子、苏罗子、索罗果。

性味归经

甘，温。归肝、胃经。

娑罗子

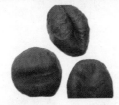

【来源】为七叶树科植物七叶树、浙江七叶树或天师栗的干燥成熟种子。

【植物特征】落叶乔木，高达25米。掌状复叶对生，小叶5~7，长椭圆形或卵形，先端渐尖，基部楔形，边缘有锯齿。大型圆锥花序，花萼筒状，花瓣白色，有爪。蒴果近球形，顶端扁平，棕黄色，有小突起，熟时3瓣裂，种子近球形。

【生境分布】生长于低海拔的丛林中，多为栽培，少有野生。分布于陕西、河南、浙江、江苏等地。

【功效主治】理气宽中，和胃止痛。用于肝胃气滞，胸腹胀闷，胃脘疼痛。

【用量用法】3~9克，煎服。

【使用注意】气虚及阴虚者忌用。

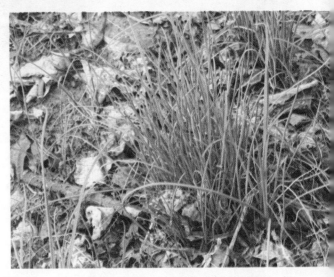

薤白

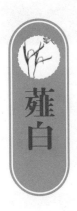

别名

薤根、小蒜、宅蒜、菖头、薤白头。

性味归经

辛、苦，温。归心、肺、胃、大肠经。

【来源】为百合科植物小根蒜或薤的干燥鳞茎。

【植物特征】小根蒜：多年生草本，高达70厘米。鳞茎近球形，外被白色膜质鳞皮。叶基生；叶片线形，长20~40厘米，宽3~4毫米，先端渐尖，基部鞘状，抱茎。花茎由叶丛中抽出，单一，直立，平滑无毛；伞形花序密而多花，近球形，顶生；花梗细，长约2厘米；花被6，长圆状披针形，淡紫粉红色或淡紫色；雄蕊6，长于花被，花丝细长；雌蕊1，子房上位，3室，有2棱，花柱线形，细长。果为蒴果。花期6～8月，果期7～9月。

薤：鳞茎长椭圆形，长3～4厘米。叶片2～4片，半圆柱状线形，中空。伞形花序疏松；花被片圆形或长圆形。

【生境分布】小根蒜生于耕地杂草中及山地较干燥处。薤生于山地阴湿处。全国各地均有分布，主要分布于江苏、浙江等地。

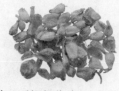

【功效主治】通阳散结，行气导滞。用于胸痹心痛，脘腹痞满胀痛，泄痢后重。

【用量用法】5～10克，煎服。

【使用注意】气虚者慎服，胃弱纳呆或不耐蒜味者不宜服用。久用对胃黏膜有刺激性，易发噫气。

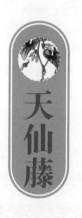

天仙藤

别名：都淋藤、兜铃苗、三百两银、青木香藤。

性味归经：苦，温。归肝、脾、肾经。

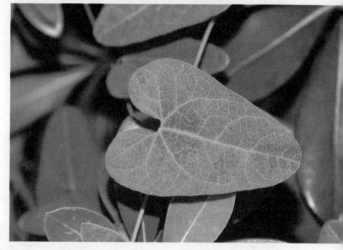

【来源】为马兜铃科植物马兜铃或北马兜铃的干燥地上部分。

【植物特征】多年生缠绕草本，基部木质化，全株无毛。根细长，在土下延伸，到处生苗。叶三角状椭圆形至卵状披针形或卵形，顶端短尖或钝，基部两侧有圆形的耳片。花单生于叶腋；花柄长约1厘米，花被管状或喇叭状，略弯斜，基部膨大成球形，中部收缩成管状，缘部卵状披针形，上部暗紫色，下部绿色。

【生境分布】马兜铃生于山谷、沟边阴湿处或山坡灌丛中。分布于山东、河南及长江流域以南各地。北

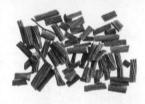

马兜铃生于山野林缘、溪流两岸、路旁及山坡灌丛中。分布于东北、华北及陕西、甘肃、宁夏、山东、江西、湖北等地。

【功效主治】行气活血，通络止痛。用于脘腹刺痛，风湿痹痛。

【用量用法】3～6克，煎服。

【使用注意】体虚者慎服。

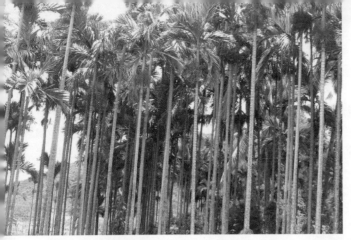

大腹皮

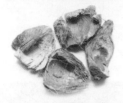

【来源】为棕榈科植物槟榔的干燥果皮。又名槟榔衣。

【植物特征】树干笔直，圆柱形不分枝，胸径10～15厘米，高10～13米以上。茎干有明显的环状叶痕，幼龄树干呈绿色，随树龄的增长逐渐变为灰白色。叶丛生茎顶，羽状复叶，叶柄三棱形，环包茎干。小叶长披针形，表面平滑无毛。肉穗花序，佛焰苞黄绿色；花单性，雌雄同株，花小而多，2000余朵；雌花着生于花序小穗基部，花大而少，250～550朵。坚果，卵圆形；种子1粒，圆锥形。

【生境分布】生长于无低温地区和潮湿疏松肥沃的土壤、高环山梯田。分布于海南。

【功效主治】行气宽中，行水消肿。用于湿阻气滞，脘腹胀闷，大便不爽，水肿胀满，脚气浮肿，小便不利。

【用量用法】5～10克，煎服。

【使用注意】气虚者慎用。

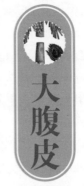

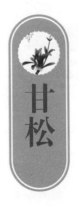

甘松

【来源】为败酱科植物甘松、匙叶甘松的根及根茎。

【植物特征】多年生草本，高20～35厘米。基生叶较少而疏生，通常每丛6～9片，叶片窄线状倒披针形或倒长披针形，先端钝圆，中部以下渐窄略呈叶柄状，基部稍扩展成鞘，全缘，上面绿色，下面淡绿色；主脉三出。聚伞花序呈紧密圆头状，花萼5裂，齿极小，花粉红色，花冠筒状，花柱细长，伸出花冠外，柱头漏斗状。瘦果倒卵形，长约3毫米，顶端有细小宿萼。

【生境分布】生长于高山草原地带。

分布于四川、青海等地。

【功效主治】理气止痛，开郁醒脾。用于脘腹胀满，食欲不振，呕吐；外治牙痛，脚肿。

【用量用法】3～6克，煎服。外用：适量，泡汤漱口、煎汤洗脚或研末敷患处。

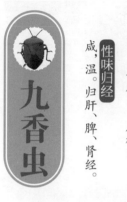

九香虫

别名：瓜黑蝽、黑兜虫、蜣螂虫、打屁虫、屁板虫。

性味归经：咸，温。归肝、脾、肾经。

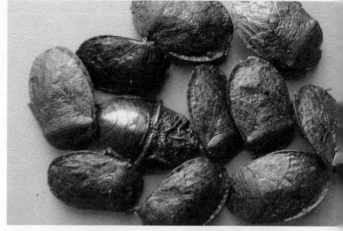

【来源】为蝽科昆虫九香虫的干燥体。

【动物特征】全体椭圆形，长1.7～2.2厘米，宽1～1.2厘米，体一般紫黑色，带铜色光泽，头部、前胸背板及小盾片较黑。头小，略呈三角形；复眼突出，呈卵圆形，位于近基部两侧；单眼1对，橙黄色；喙较短，触角6节，第1节较粗，圆筒形，其余4节较细长而扁，第2节长于第3节。前胸背板前狭后阔，九香虫前缘凹进，后缘略拱出，中部横直，侧角显著；表面密布细刻点，并杂有黑皱纹，前方两侧各有1相当大的眉形区，色泽幽暗，仅中部具刻点。小盾片大。翅2对，前翅为半鞘翅，棕红色，翅末1/3为膜质，纵脉很密。足3对，后足最长，跗节3节。

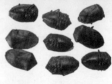

腹面密布细刻及皱纹，后胸腹板近前缘区有2个臭孔，位于后足基前外侧，能由此放出臭气。雄虫第9节为生殖节，其端缘弧形，中央尤为弓凸。

【生境分布】此虫以成虫越冬，隐藏于石隙间。分布于云南、四川、贵州、广西等地。

【功效主治】理气止痛，温中助阳。用于胃寒胀痛，肝胃气痛，肾虚阳痿，腰膝酸痛。

【用量用法】3～9克，煎服，入丸、散剂服，1.5～3克。

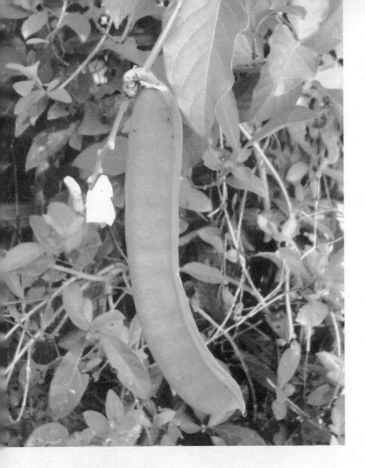

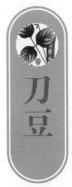

别名

马刀豆、刀豆豆、刀豆子、挟剑豆、关刀豆、刀巴豆。

性味归经

甘,温。归胃、肾经。

【来源】为豆科植物刀豆的干燥成熟种子。

【植物特征】一年生半直立缠绕草本,高60～100厘米。三出复叶互生,小叶阔卵形或卵状长椭圆形。总状花序腋生,花萼唇形,花冠蝶形,淡红紫色,旗瓣圆形,翼瓣狭窄而分离,龙骨瓣弯曲。荚果带形而扁,略弯曲,长可达30厘米,边缘有隆脊。种子椭圆形,红色或褐色。

【生境分布】生长于排水良好、肥沃疏松的土壤。分布于江苏、湖北、安徽、浙江、广西等地。

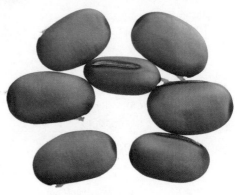

【功效主治】温中,下气,止呃。用于虚寒呃逆,呕吐。

【用量用法】6～9克,煎服。

【使用注意】胃热盛者慎服。

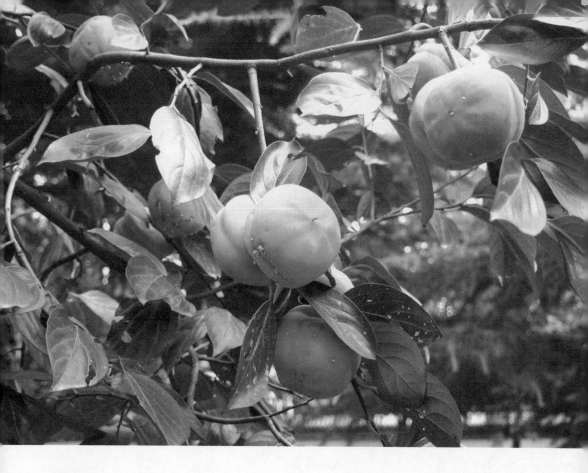

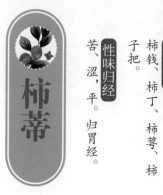

柿蒂

别名

柿钱、柿丁、柿萼、柿子把。

性味归经

苦、涩、平。归胃经。

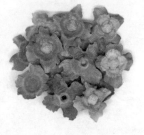

全缘，上面深绿色，主脉生柔毛，下面淡绿色，有短柔毛，沿脉密被褐色茸毛。花杂性，雄花成聚伞花序，雌花单生叶腋，花冠黄白色，钟形。浆果形状种，多为卵圆球形，橙黄色或鲜黄色，基部有宿存萼片。种子褐色，椭圆形。

【**来源**】为柿树科植物柿的干燥宿萼。

【**植物特征**】落叶大乔木，高达14米。树皮深灰色至灰黑色，长方块状开裂；枝开展，有深棕色皮孔，嫩枝有柔毛。单叶互生，叶片卵状椭圆形至倒卵形或近圆形，先端渐尖或钝，基部阔楔形，

【**生境分布**】多为栽培种。全国大部分地区均产，分布于河南、山东、福建、河北、山西等地。

【**功效主治**】降逆下气。用于呃逆。

【**用量用法**】5～10克，煎服。

消食药
XIAO SHI YAO

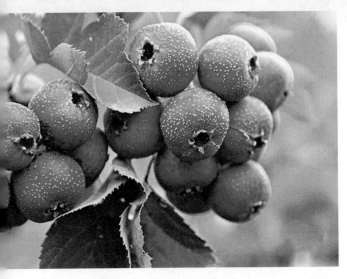

山楂

【来源】为蔷薇科植物山里红或山楂的成熟果实。

【植物特征】落叶乔木，高达7米。小枝紫褐色，老枝灰褐色，枝有刺。单叶互生或多数簇生于短枝先端；叶片宽卵形或三角状卵形，叶片小，分裂较深。叶柄无毛。伞房花序，花白色，萼筒扩钟状。梨果近球形，深红色。

【生境分布】生长于山谷或山地灌木丛中。分布于河南、山东、河北等地，以山东产量大质佳。多为栽培品。

【功效主治】消食健胃，行气散瘀，化浊降脂。用于肉食积滞，胃脘胀满，泻痢腹痛，瘀血经闭，产后瘀阻，心腹刺痛，胸痹心痛，疝气疼痛，高脂血症。焦山楂消食导滞作用增强。用于肉食积滞，泻痢不爽。

【用量用法】9～12克，煎服。生山楂、炒山楂多用于消食散瘀，焦山楂、山楂炭多用于止泻痢。

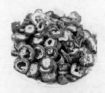

【使用注意】脾胃虚弱而无积滞者或胃酸分泌过多者均慎用。

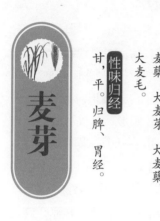

麦芽

别名：麦蘗、大麦芽、大麦蘗、大麦毛。

性味归经：甘，平。归脾、胃经。

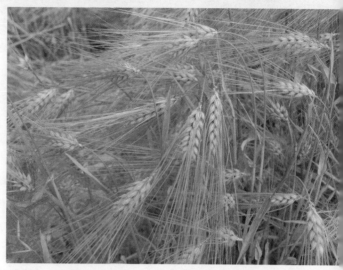

【来源】为禾本科植物大麦的成熟果实经发芽干燥而成。

【植物特征】越年生草本。秆粗壮，光滑无毛，直立，高50～100厘米。叶鞘松弛抱茎；两侧有较大的叶耳；叶大麦作物舌膜质，长1～2毫米；叶片扁平，长9～20厘米，宽6～20毫米。穗状花序长3～8厘米（芒除外），径约1.5厘米。小穗稠密，每节着生3枚发育的小穗，小穗通常无柄，长1～1.5厘米（除芒外）；颖线状披针形，微具短柔毛，先端延伸成8～14毫米的芒；外稃背部无毛，有5脉，顶端延伸成芒，芒长8～15厘米，边棱具细刺，内稃与外稃等长。颖果腹面有纵沟或内陷，先端有短柔毛，成熟时与外稃黏着，不易分离，但某些栽培品种容易分离。花期3～4月，果期4～5月。

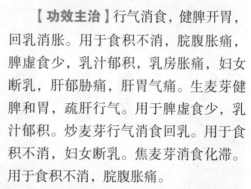

【生境分布】我国各地普遍栽培。全国各地均可生产。

【功效主治】行气消食，健脾开胃，回乳消胀。用于食积不消，脘腹胀痛，脾虚食少，乳汁郁积，乳房胀痛，妇女断乳，肝郁胁痛，肝胃气痛。生麦芽健脾和胃，疏肝行气。用于脾虚食少，乳汁郁积。炒麦芽行气消食回乳。用于食积不消，妇女断乳。焦麦芽消食化滞。用于食积不消，脘腹胀痛。

【用量用法】10～15克，煎服。回乳炒用60克，生麦芽功偏消食健胃；炒麦芽多用于回乳消胀。

【使用注意】哺乳期妇女不宜使用。

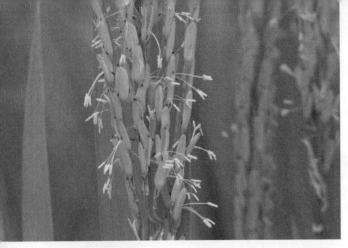

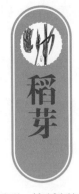
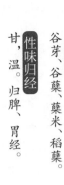

稻芽

别名
谷芽、谷蘖、蘖米、稻蘖。

性味归经
甘，温。归脾、胃经。

【来源】为禾本科植物稻的成熟果实经发芽干燥而成。

【植物特征】稻为一年生草本。秆高50～120厘米，直立，丛生。叶鞘无毛；叶耳新稻芽月形，外侧边缘有纤毛；叶舌硬膜质，披针形，长8～25毫米；叶片线形或线状披针形，扁平，长20～60厘米，宽6～20毫米，表面粗糙，叶脉明显，背面无毛。圆锥花序疏松，成熟时下垂，长15～25厘米，分枝具棱角，常粗糙；小穗含1两性花，颖上脱节；颖极退化，微小，半月形；退化外稃锥状，长2～3毫米，无毛；两性花长圆形或椭

圆状长圆形；外稃硬纸质，顶端具喙或芒，散生短糙毛，具5脉；内稃硬纸质，顶端具短喙，3脉；鳞被2，卵圆形；雄蕊6，花药丁字着生；子房长圆形，花柱2，柱头帚刷状。颖果长圆形，具线形种脐，与稃合称谷粒。花期7～8月，果期8～9月。

【生境分布】栽培于水田中。全国多数地方均可生产，主产南方各省区。

【功效主治】和中消食，健脾开胃。用于食积不消，腹胀口臭，脾胃虚弱，不饥食少。炒稻芽偏于消食。用于不饥食少。焦稻芽善化积滞。用于积滞不消。

【用量用法】9～15克，煎服。生用长于和中；炒用偏于消食。

【使用注意】《四川中药志》1960年版："胃下垂者忌用。"

莱菔子

别名
萝白子、萝卜子、芦菔子。

性味归经
辛、甘，平。归肺、脾、胃经。

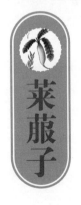

【来源】为十字花科植物萝卜的成熟种子。

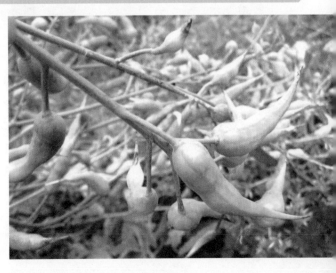

【植物特征】根肉质。茎高1米，多分枝，稍有白粉。基生叶大头状羽裂，侧生裂片4～6对，向基部渐缩小，有粗糙毛；茎生叶长圆形至披针形，边缘有锯齿或缺刻，很少全缘。总状花序顶生，花淡紫红色或白色，直径15～20毫米。长角果肉质，圆柱形。

【生境分布】全国各地均有栽培。

【功效主治】消食除胀，降气化痰。用于饮食停滞，脘腹胀痛，大便秘结，积滞泻痢，痰壅喘咳。

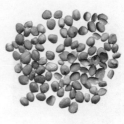

【用量用法】5～12克，煎服。炒用消食下气化痰，生用吐风痰。

【使用注意】本品辛散耗气，故气虚及无食积、痰滞者慎用。不宜与人参同用。

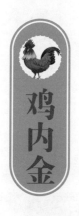

鸡内金

别名
鸡中金、鸡食皮、鸡胦皮、化骨胆、鸡黄皮。

性味归经
甘，平。归脾、胃、小肠、膀胱经。

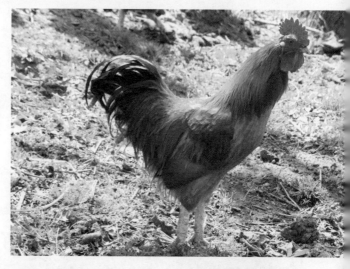

【来源】为雉科动物家鸡的干燥砂囊内壁。

【动物特征】家鸡，家禽。嘴短而坚，略呈圆锥状，上嘴稍弯曲。鼻孔裂状，被有鳞状瓣。眼有瞬膜。头上有肉冠，喉部两侧有肉垂，通常呈褐红色；肉冠以雄者为高大，雌者低小；肉垂亦以雄者为大。翼短；羽色雌、雄不同，雄者羽色较美，有长而鲜丽的尾羽；雌者尾羽甚短。足健壮，跗、跖及趾均被有鳞板；趾4，前3趾，后1趾，后趾短小，位略高，雄者跗跖部后方有距。

【生境分布】全国各地均产。

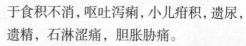

【功效主治】健胃消食，涩精止遗，通淋化石。用于食积不消，呕吐泻痢，小儿疳积，遗尿，遗精，石淋涩痛，胆胀胁痛。

【用量用法】3～10克，煎服。研末服，每次1.5～3克，研末服效果比煎剂好。

【使用注意】脾虚无积滞者慎用。

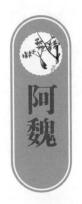

阿魏

别名 熏渠、阿虞、臭阿魏、哈昔泥、五彩魏。

性味归经 苦、辛，温。归脾、胃经。

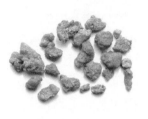

【来源】为伞形科植物新疆阿魏或阜康阿魏的树脂。

【植物特征】多年生草本，初生时只确有根生叶，至第5年始抽花茎；花茎粗壮，高达2米，具纵纹。叶近于肉质，早落，近基部叶为3~4回羽状复叶，长达50厘米，叶柄基部略膨大；最终裂片长方披针形或椭圆披针形，灰绿色，下面常有毛。花单性或两性，复伞形花序，中央花序有伞梗20~30枝，每枝又有小伞梗多枝；两性花与单性花各成单独花序或两性花序中央着生1个雌花序，两性花黄色。双悬果背扁，卵形、长卵形或近方形，背面有毛，棕色。

【生境分布】生长于多沙地带。主产于新疆。

【功效主治】消积，化癥，散痞，杀虫。用于肉食积滞，瘀血癥瘕，腹中痞块，虫积腹痛。

【用量用法】内服：1~1.5克，多入丸、散，不宜入煎剂。外用：适量，多入膏药。

【使用注意】脾胃虚弱及孕妇忌用。

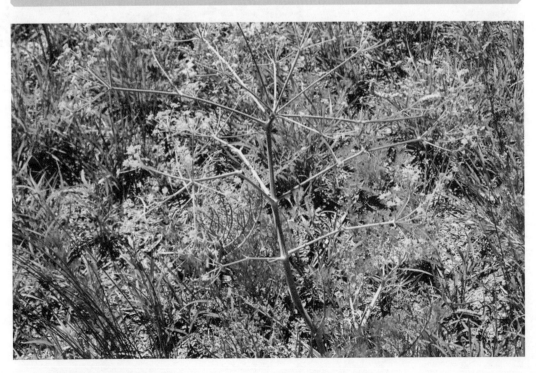

驱虫药
— QU CHONG YAO —

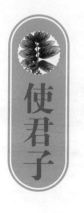

使君子

别名
留球子、君子仁、索子果、五棱子。

性味归经
甘,温。归脾、胃经。

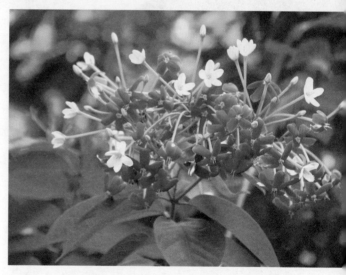

【来源】为使君子科植物使君子的干燥成熟果实。

【植物特征】落叶性藤本灌木,幼时各部有锈色短柔毛。叶对生,长椭圆形至椭圆状披针形,长5～15厘米,宽2～6厘米,叶成熟后两面的毛逐渐脱落;叶柄下部有关节,叶落后关节下部宿存,坚硬如刺。穗状花顶生,花芳香两性;萼筒延长成管状。果实橄榄状,有5棱。

【生境分布】生长于山坡、平地、路旁等向阳灌木丛中,亦有栽培。分布于四川、福建、广东、广西等地。

【功效主治】杀虫消积。用于蛔虫、蛲虫病,虫积腹痛,小儿疳积。

【用量用法】使君子9～12克，捣碎入煎剂；使君子仁6～9克，多入丸散用或单用，作1～2次分服。小儿每岁1～1.5粒，炒香嚼服，1日总量不超过20粒。

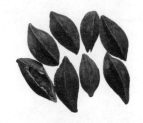

【使用注意】大量服用可致呃逆、眩晕、呕吐、腹泻等反应。若与热茶同服，亦能引起呃逆、腹泻，故服用时当忌饮茶。

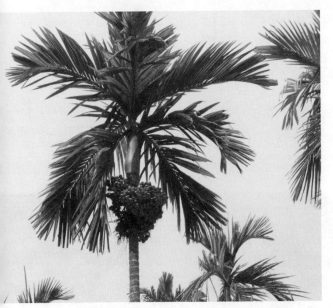

槟榔

别名 宾门、榔玉、大腹子、橄榄子、槟榔子。

性味归经 苦、辛，温。归胃、大肠经。

【来源】为棕榈科植物槟榔的干燥成熟种子。

【植物特征】羽状复叶，丛生于茎顶，长达2米，光滑无毛，小叶线形或线状披针形，先端渐尖，或不规则齿裂。肉穗花序生于叶鞘束下，多分枝，排成圆锥形花序式，外有佛焰苞状大苞片，花后脱落；花单性，雌雄同株，雄花小，着生于小穗顶端。坚果卵圆形或长椭圆形，有宿存的花被片，熟时橙红色或深红色。

【生境分布】生长于阳光较充足的林间或林边。分布于海南、福建、云南、广西、台湾等地。

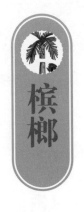

【功效主治】杀虫，消积，行气，利水，截疟。用于绦虫病、蛔虫病，姜片虫病，虫积腹痛，积滞泻痢，里急后重，水肿脚气，疟疾。

【用量用法】3～10克，煎服。驱绦虫、姜片虫30～60克，生用力佳，炒用力缓；鲜者优于陈久者。

【使用注意】脾虚便溏或气虚下陷者忌用；孕妇慎用。

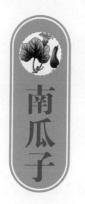

南瓜子

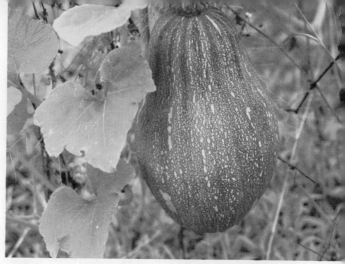

别名 南瓜仁、北瓜子、倭瓜子、窝瓜子、白瓜子、金瓜米。

性味归经 甘，平。归胃、大肠经。

【来源】为葫芦科植物南瓜的种子。

【植物特征】一年生蔓生草本。茎有短刚毛，卷须 3 ~ 4 裂。叶片稍柔软，宽卵形或卵圆形，5 浅裂，两面密生粗糙毛，边缘有细齿。花雌雄同株，单生，黄色；雄花花萼裂片线形，花冠钟状，雄蕊 3；雌花花萼裂片显著叶状，花柱短。果柄有棱和槽，瓜蒂扩大成喇叭状。果实常有数条纵沟，开头因品种而不同。花期 7 ~ 8 月，果期 9 ~ 10 月。

【生境分布】

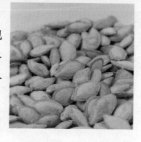

栽培于屋边、园地及河滩边。全国各地均有，主要分布于浙江、江西、湖南、湖北、四川等地。

【功效主治】杀虫。

【用量用法】60 ~ 120 克，研粉，冷开水调服。

【使用注意】《纲目拾遗》："多食壅气滞膈。"

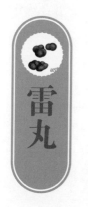

雷丸

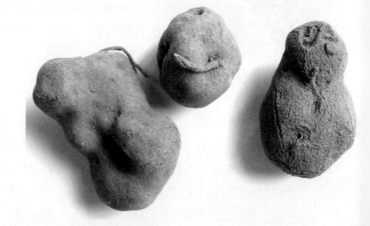

别名 雷矢、竹苓、雷实、铃芝、竹林子、木连子、竹铃芝。

性味归经 微苦，寒。归胃、大肠经。

【来源】为白蘑科真菌雷丸的干燥菌核。

【植物特征】雷丸菌菌核体通常为不规则的坚硬块状，歪球形或歪卵形，直径 0.8 ~ 2.5 厘米, 罕达 4 厘米, 表面黑棕色, 具细密的纵纹; 内面为紧密交织的菌丝体, 蜡白色, 半透明而略带黏性, 具同色的纹理。越冬后由菌核体发出新的子实体, 一般不易见到。

【生境分布】多寄生于病竹根部。分布于四川、贵州、云南、湖北、广西等地。

【功效主治】杀虫消积。用于绦虫病, 钩虫病, 蛔虫病, 虫积腹痛, 小儿疳积。

【用量用法】15 ~ 21 克, 入丸、散, 不宜入煎剂。每次 5 ~ 7 克, 饭后用温开水调服, 每日 3 次, 连服 3 日。

【使用注意】不宜入煎剂。因本品含蛋白酶, 加热 60℃左右即易于破坏而失效。有虫积而脾胃虚寒者慎服。

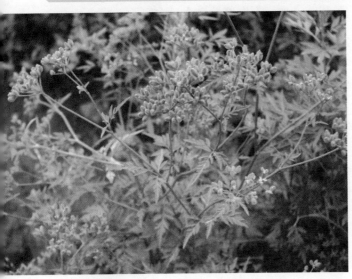

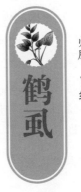

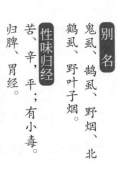

鹤虱

别名 鬼虱、鹄虱、野烟、北鹤虱、野叶子烟。

性味归经 苦、辛, 平; 有小毒。归脾、胃经。

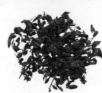

【来源】为菊科植物天名精或伞形科植物野胡萝卜的干燥成熟果实。

【植物特征】一年生或越年生草本, 茎直立, 高 20 ~ 50 厘米, 多分枝, 有粗糙毛。叶互生, 无柄或基部的叶有短柄, 叶片倒披针状条形或条形, 有紧贴的细糙毛。先短钝, 基部渐狭, 全缘或略显波状。花序顶生, 苞片披针状条形, 花生于苞腋的外侧, 有短梗, 花冠淡蓝色, 较萼稍长。

小坚果, 卵形, 褐色, 有小疣状突起, 边沿有 2 ~ 3 行不等长的锚状刺。

【生境分布】前者生长于山野草丛中, 分布于华北各地, 称北鹤虱, 为本草书籍所记载的正品; 后者生长于路旁、山沟、溪边、荒地等处, 分布于江苏、浙江、安徽、湖北、四川等地, 称南鹤虱。

【功效主治】杀虫消积。用于蛔虫病, 蛲虫病, 绦虫病, 虫积腹痛, 小儿疳积。

【用量用法】3 ~ 9 克, 煎服, 或入丸、散。外用: 适量。

【使用注意】本品有小毒, 服后可有头晕、恶心、耳鸣、腹痛等反应, 故孕妇、腹泻者忌用; 又南鹤虱有抗生育作用, 孕妇忌用。

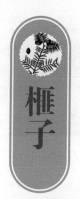

榧子

别名

赤果、香榧、榧实、木榧子、玉山果。

性味归经

甘，平。归肺、胃、大肠经。

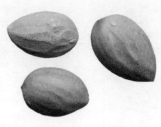

【来源】为红豆杉科植物榧的干燥成熟种子。

【植物特征】常绿乔木，高达25米，树皮灰褐色，枝开张，小枝无毛。叶呈假二列状排列，线状披针形，愈向上部愈狭，先端突刺尖，基部几成圆形，全缘，质坚硬，上面暗黄绿色，有光泽，下面淡绿色，中肋显明，在其两侧各有一条凹下黄白色的气孔带。花单性，通常雌雄异株；雄花序椭圆形至矩圆形，具总花梗。种子核果状、矩状椭圆形或倒卵状长圆形，长2~3厘米，先端有小短尖，红褐色，有不规则的纵沟，胚乳内缩或微内缩。

【生境分布】生长于山坡，野生或栽培。分布于安徽、福建、江苏、浙江、湖南、湖北等地。

【功效主治】杀虫消积，润肺止咳，润肠通便。用于钩虫病、蛔虫病、绦虫病，虫积腹痛，小儿疳积，肺燥咳嗽，大便秘结。

【用量用法】9~15克，煎服。炒熟嚼服，每次15克。

【使用注意】入煎服宜生用。大便溏薄，肺热咳嗽者不宜用。服榧子时，不宜食绿豆，以免影响疗效。

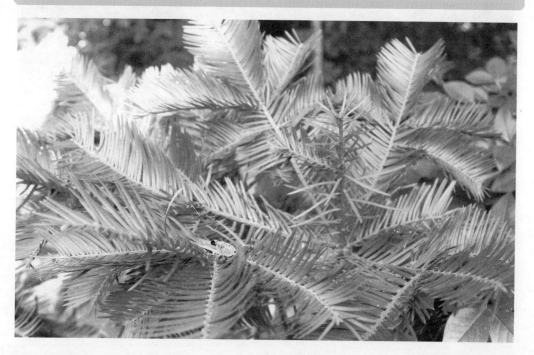

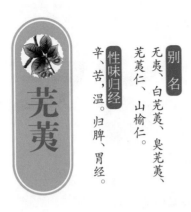

芜荑

别名
无荑、白芜荑、臭芜荑、芜荑仁、山榆仁。

性味归经
辛、苦，温。归脾、胃经。

【来源】为榆科植物大果榆果实的加工品。

【植物特征】落叶小乔木或灌木状，高 15 ～ 30 米。大枝斜向，开展，小枝淡黄褐色或带淡红褐色，有粗毛，枝上常有发达的木栓质翅。叶互生；叶柄长 2 ～ 6 毫米，密生短柔毛；叶片阔倒卵形，长 5 ～ 9 厘米，宽 4 ～ 5 厘米，先端突尖，基部狭，两边不对称或浅心

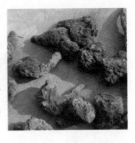

形，边缘具钝单锯齿或重锯齿，两面粗糙，有粗毛。花 5 ～ 9 朵簇生，先叶开放；花大，长达 15 毫米，两性，花被 4 ～ 5 裂，绿色；雄蕊与花被片同数，花药大，带黄玫瑰色；雌蕊 1，绿色，柱头 2 裂。翅果大形，倒卵形成近卵形，长 2.5 ～ 3.5 厘米，宽 2 ～ 3 厘米，全部有毛，有短柄。种子位于翅果中部。花期春季。

【生境分布】生长于山地、山麓及岩石地。分布于黑龙江、吉林、山西等地。

【功效主治】杀虫消积。

【用量用法】3 ～ 10 克，煎服，入丸、散，每次 2 ～ 3 克。外用：适量，研末调敷。

【使用注意】脾胃虚弱者、肺及脾燥热者忌服。

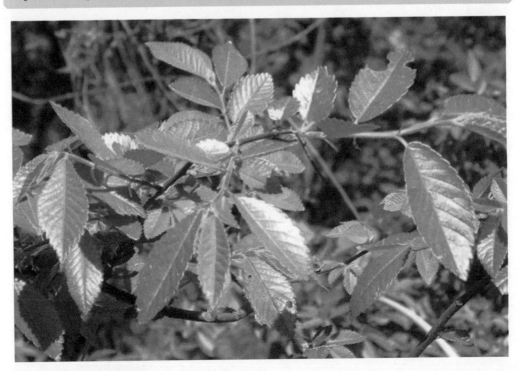

止血药
— ZHI XUE YAO —

凉血止血药

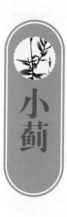

小蓟

别名 猫蓟、刺蓟菜、青刺蓟、刺儿菜、千针草、青青菜。

性味归经 甘、苦，凉。归心、肝经。

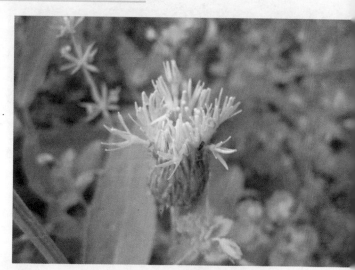

【来源】为菊科植物刺儿菜的地上部分。

【植物特征】多年生草本，具长匍匐根。茎直立，高约50厘米，稍被蛛丝状绵毛。基生叶花期枯萎；茎生叶互生，长椭

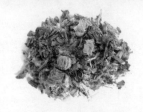

圆形或长圆状披针形，长5～10厘米，宽1～2.5厘米，两面均被蛛丝状绵毛，全缘或有波状疏锯齿，齿端钝而有刺，边缘具黄褐色伏生倒刺状牙齿，先端尖或钝，基部狭窄或钝圆，无柄。雌雄异株，头状花序单生于茎顶或枝端；总苞钟状，苞片5裂，疏被绵毛，外列苞片极短，卵圆形或长圆状披针形，顶端有刺，内列的呈披针状线形，较长，先端稍宽大，干膜质；花冠紫红色；雄花冠细管状，长达2.5厘米，5裂，花冠管部较上部管檐长约2倍，雄蕊5，聚药，雌蕊不育，花柱不伸出花冠外；雌花花冠细管状，长达2.8厘米，花冠管部较上部管檐长约4倍，子房下位，花柱细长，伸出花冠管之外。瘦果长椭圆形，无毛，冠毛羽毛状，淡褐色，在果熟时稍较花冠长或与之等长。花期5～7月，果期8～9月。

【生境分布】生长于山坡、河旁或荒地、田间。全国大部分地区均产。

【功效主治】凉血止血，散瘀解毒消痈。用于衄血，吐血，尿血，血淋，便血，崩漏，外伤出血，痈肿疮毒。

【用量用法】5～12克，煎服。外用：鲜品适量，捣敷患处。

【使用注意】脾胃虚寒而无瘀滞者忌服。

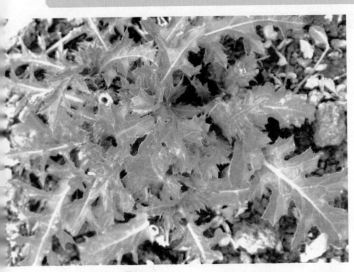

大蓟

别名 刺蓟、虎蓟、山牛蒡、大刺盖、鸡脚刺、大刺儿菜。

性味归经 甘，苦，凉。归心、肝经。

【来源】为菊科植物蓟的地上部分。

【植物特征】多年生草本，高50～100厘米或更高。根长圆锥形，丛生，肉质，鲜时折断可见橙红色油滴渗出。茎直立，基部被白色丝状毛。基生叶有柄，矩圆形或披针状，羽状深裂，边缘不整齐浅裂，齿端具针刺，上面疏生丝状毛，背面脉上有毛；茎生叶互生，和基生叶相似，无柄，基部抱茎。头状花序，顶生或腋生；总苞圆球形，有蛛丝状毛，总苞片多层，条状披针形，外层顶端有刺，花两性，筒状，花冠紫红色。瘦果椭圆形，略扁，冠毛暗灰色比花冠稍短，羽毛状，顶端扩展。

【生境分布】生长于山野、路旁、荒地。全国大部分地区均产。

【功效主治】凉血止血，散瘀解毒消痈。用于衄血，吐血，尿血，便血，崩漏，外伤出血，痈肿疮毒。

【用量用法】9～15克，煎服。鲜品可用30～60克。外用：鲜品适量，捣烂敷患处。

【使用注意】虚寒性出血不宜用。

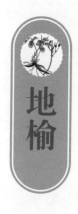

地榆

别名：山枣、白地榆、红地榆、紫地榆、赤地榆、线形地榆。

性味归经：苦、酸、涩，微寒。归肝、大肠经。

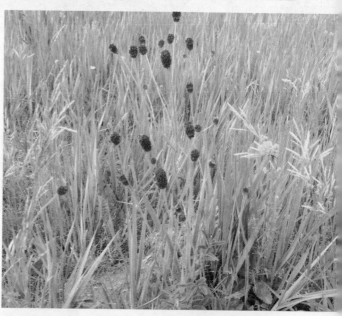

【来源】为蔷薇科植物地榆或长叶地榆的根。

【植物特征】多年生草本，高50～100厘米，茎直立，有细棱。奇数羽状复叶，基生叶丛生，具长柄，小叶通常4～9对，小叶片卵圆形或长卵圆形，边缘具尖锐的粗锯齿，小叶柄基部常有小托叶；茎生叶有短柄，托叶抱茎，镰刀状，有齿。花小暗紫红色，密集成长椭圆形穗状花序。瘦果暗棕色，被细毛。

【生境分布】生长于山地的灌木丛、山坡、草原或田岸边。前者产于我国南北各地，

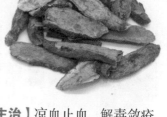

后者习称"绵地榆"，主要产于安徽、浙江、江苏、江西等地。

【功效主治】凉血止血，解毒敛疮。用于便血，痔血，血痢，崩漏，水火烫伤，痈肿疮毒。

【用量用法】9～15克，煎服。或入丸、散。外用：适量，研末涂敷患处。止血多炒炭用，解毒敛疮多生用。

【使用注意】本品性寒酸涩，凡虚寒性便血、下痢、崩漏及出血有瘀者慎用。对于大面积烧伤病人，不宜使用地榆制剂外涂，以防其所含鞣质被大量吸收而引起中毒性肝炎。

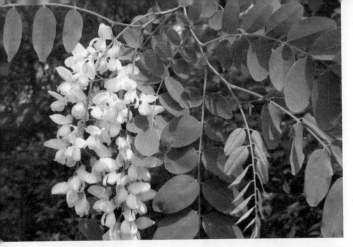

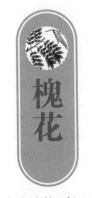

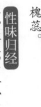

槐花

【别名】槐蕊。

【性味归经】苦，微寒。归肝、大肠经。

【来源】为豆科植物槐的干燥花蕾及花。

【植物特征】落叶乔木，高可达 25 米。羽状复叶，互生，小叶 9 ~ 15，卵形至卵状披针形，长 2.5 ~ 7.5 厘米。圆锥花序顶生，花萼钟形，先端 5 浅裂；花冠乳白色，旗瓣阔心形，具短爪，稍向外反曲，有紫脉。荚果肉质，成连珠状，长 2.5 ~ 5 厘米，不裂。

【生境分布】生长于向阳、疏松、肥沃、排水良好的地方。全国各地均产，以黄土高原和华北平原为多。

【功效主治】凉血止血，清肝泻火。用于便血，痔血，血痢，崩漏，吐血，衄血，肝热目赤，头痛眩晕。

【用量用法】5 ~ 10 克，煎服。外用：适量。止血多炒炭用，清热泻火宜生用。

【使用注意】脾胃虚寒及阴虚发热而无实火者慎用。

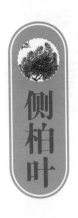

侧柏叶

【别名】柏叶、扁柏叶、丛柏叶。

【性味归经】苦、涩，寒。归肺、肝、脾经。

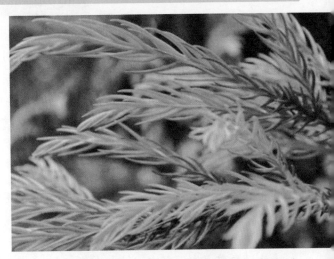

【来源】为柏科植物侧柏的嫩枝叶。

【植物特征】长绿小乔木，树皮薄，淡红褐色，常易条状剥落。树枝向上伸展，小枝扁平，排成一平面，直展。叶鳞形、质厚，紧贴在小枝上交互对生，正面的一对通常扁平。花单性，雌雄同株；雄花球长圆形，黄色，生于上年的枝顶上；雌花球长椭圆形，单生于短枝顶端，由 6 ~ 8 枚鳞片组成。球果卵状椭圆形，嫩时蓝绿色，肉质，被白粉；熟后深褐色，木质。

【生境分布】生长于山地阳地、半阳坡，以及轻盐碱地，全国各地均有产。

【功效主治】凉血止血，化痰止咳，生发乌发。用于吐血、衄血、咯血、便血、崩漏下血，肺热咳嗽，血热脱发，须发早白。

【用量用法】
6～12克，煎服。外用：适量。止血多炒炭用，化痰止咳宜生用。

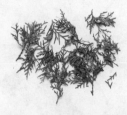

【使用注意】本品多服有胃部不适及食欲减退等副作用，长期使用宜佐以健运脾胃药物。

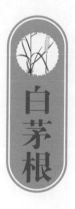

白茅根

别名
茅根、地筋、兰根、茅草根、甜草根、地节根。

性味归经
甘，寒。归肺、胃、膀胱经。

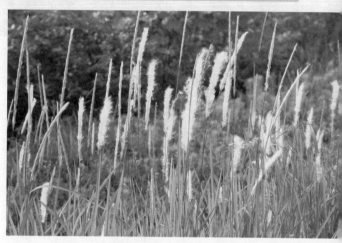

【来源】为禾本科植物白茅的根茎。

【植物特征】多年生草本。根茎密生鳞片。秆丛生，直立，高30～90厘米，具2～3节，节上有长4～10毫米的柔毛。叶多丛集基部；叶鞘无毛，或上部及边缘和鞘口具纤毛，老时基部或破碎呈纤维状；叶舌干膜质，钝头，长约1毫米；叶片线形或线状披针形，先端渐尖，基部渐狭，根生叶长，几与植株相等，茎生叶较短。圆锥花序柱状，长5～20厘米，宽1.5～3厘米，分枝短缩密集；小穗披针形或长圆形，长3～4毫米，基部密生长10～15毫米之丝状柔毛，具长短不等的小穗柄；两颖相等或第一颖稍短，除背面下部略呈草质外，余均膜质，边缘具纤毛，背面疏生丝状柔毛，第一颖较狭，具3～4脉，第二颖较宽，

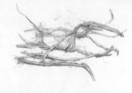

具4～6脉；第一外稃卵状长圆形，长约1.5毫米，先端钝，内稃缺如；第二外稃披针形，长1.2毫米，先端尖，两侧略呈细齿状；内稃长约1.2毫米，宽约1.5毫米，先端截平，具尖钝划、不同的数齿。颖果。花期夏、秋季。

【生境分布】生长于低山带沙质草甸、平原河岸草地、荒漠与海滨。全国各地均有产，但以华北地区较多。

【功效主治】凉血止血，清热利尿。用于血热吐血，衄血，尿血，热病烦渴，湿热黄疸，水肿尿少，热淋涩痛。

【用量用法】9～30克，煎服，鲜品30～60克，以鲜品为佳，可捣汁服。多生用，止血亦可炒炭用。

【使用注意】脾胃虚寒、溲多不渴者忌服。

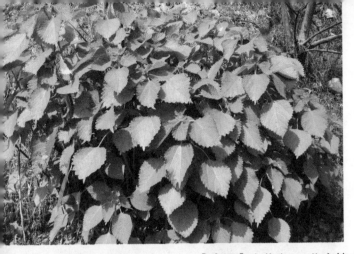

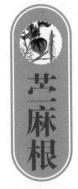

苎麻根

别 名

苎麻根、圆麻根、山苎根、苎麻头、野苎麻、野苎麻根。

性味归经

甘，寒。归心、肝经。

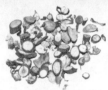

【来源】为荨麻科植物苎麻的根和根茎。

【植物特征】

多年生草本或亚灌木，高1～2米。根呈不规则圆柱形，略弯曲。茎直立，分枝，绿色，有短或长毛。叶互生，阔卵形或近圆形，长5～16厘米，宽3.5～14厘米，先端尾尖，基部宽楔形或圆形，边缘具粗齿，上面粗糙，下面密生白色绵毛。花单性同株，花序圆锥形；雄花序在雌花序下，雄花花被片4，雄花4，有退化雌蕊；雌花序簇生或球形，花被管状，4齿裂，子房1室，内含1胚珠。瘦果椭圆形，有毛，外被宿存花被，顶有宿存柱头，丝状。花期5～8月，果期8～10月。

【生境分布】生长于荒地、山坡或栽培。我国中部、南部、西南均有产，分布于江苏、浙江、安徽、陕西等地。

【功效主治】凉血止血，安胎，清热解毒。

【用量用法】10～30克，煎服。鲜品30～60克，捣汁服。外用：适量，煎汤外洗，或鲜品捣敷。

【使用注意】胃弱泄泻者勿服；诸病不由血热者，亦不宜用。

化瘀止血药

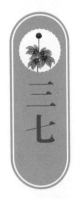

三七

别 名

田三七、金不换、盘龙七、人参三七、开化三七。

性味归经

甘、微苦，温。归肝、胃经。

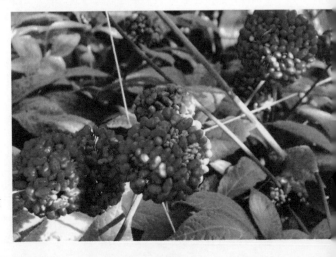

【来源】为五加科植物三七的干燥根。

【植物特征】多年生草本，高达60厘米。根茎短，茎直立，光滑无毛。掌状复叶，具长柄，3～4片轮生于茎顶；小叶3～7，椭圆形或长圆状倒卵形，边缘有细锯齿。伞形花序顶生，花序梗从茎顶中央抽出，花小，黄绿色。核果浆果状，近肾形，熟时红色。

【生境分布】生长于山坡丛林下。分布于云南、广西、贵州、四川等地。

【功效主治】散瘀止血，消肿定痛。用于咯血，吐血，衄血，便血，崩漏，外伤出血，胸腹刺痛，跌仆肿痛。

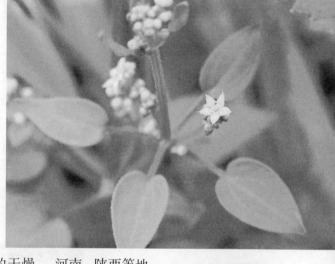

【用量用法】3～9克，煎服。多研末吞服，1～3克，也入丸、散。外用：适量，研末外掺或调敷。

【使用注意】孕妇慎用。

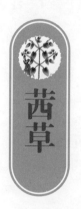

茜草

别名　金草、地血、茜根、血见愁、四轮草。

性味归经　苦，寒。归肝经。

【来源】为茜草科植物茜草的干燥根及根茎。

【植物特征】多年生攀缘草本。根细长，丛生于根茎上；茎四棱形，棱及叶柄上有倒刺。叶4片轮生，叶片卵形或卵状披针形。聚伞花序顶生或腋生，排成圆锥状，花冠辐射状。浆果球形，熟时紫黑色。

【生境分布】生长于山坡岩石旁或沟边草丛中。分布于安徽、江苏、山东、河南、陕西等地。

【功效主治】凉血，祛瘀，止血，通经。用于吐血，衄血，崩漏，外伤出血，瘀阻经闭，关节痹痛，跌仆肿痛。

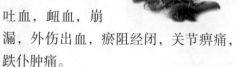

【用量用法】6～10克，煎服。亦入丸、散。止血炒炭用，活血通经生用或酒炒用。

【使用注意】脾胃虚寒及无瘀滞者慎服。

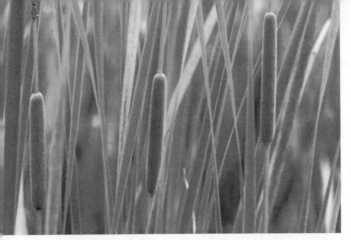

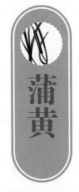

蒲黄

别名
蒲花、蒲棒、蒲草黄、毛蜡烛、蒲厘花粉。

性味归经
甘，平。归肝、心包经。

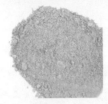

【来源】为香蒲科植物水烛香蒲、东方香蒲或同属植物的干燥花粉。

【植物特征】水烛香蒲，多年沼泽生草本。根茎匍匐，有多数须根。叶扁平，线形，宽4～10毫米，质稍厚而柔，下部鞘状。穗状花序圆柱形，雌雄花序间有间隔1～15厘米；雄花序在上，长20～30厘米，雄花有早落的佛焰状苞片，花被鳞片状或茸毛状，雄蕊2～3。雌花序长10～30厘米，雌花小苞片较柱头短，匙形，花被茸毛状与小苞片等长，柱头线头圆柱形，小坚果无沟。

【生境分布】生长于池、沼、浅水中。全国大部分地区有产。分布于浙江、江苏、安徽、湖北、山东等地。

【功效主治】止血，化瘀，通淋。用于吐血，衄血，咯血，崩漏，外伤出血，经闭痛经，脘腹刺痛，跌仆肿痛，血淋涩痛。

【用量用法】5～10克，煎服，包煎。外用：适量，研末外掺或调敷。止血多炒用，化瘀、利尿多生用。

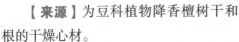

【使用注意】孕妇慎用。

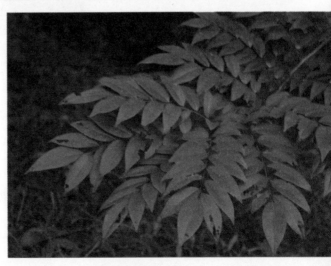

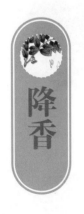

降香

别名
降真、紫藤香、降真香。

性味归经
辛，温。归肝、脾经。

【来源】为豆科植物降香檀树干和根的干燥心材。

【植物特征】高大乔木，树皮褐色，小枝具密集的白色小皮孔。叶互生，近革质，单数羽状复叶，小叶 9 ～ 13 片，叶片卵圆形或椭圆形，长 4 ～ 7 厘米，宽 2 ～ 3 厘米，小叶柄长 4 ～ 5 厘米。圆锥花序腋生，花小，长约 5 毫米，萼钟状，5 齿裂，花冠淡黄色或乳白色，雄蕊 9 枚一组，子房狭椭圆形，花柱短。荚果舌状椭圆形，长 4.5 ～ 8 厘米，宽 1.5 ～ 2 厘米，种子 1 枚，稀 2 枚。

广东、广西、云南等地。

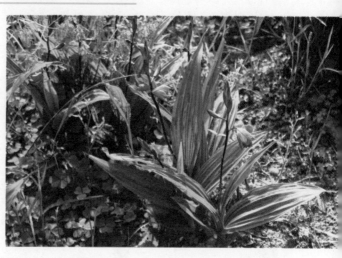

【生境分布】生长于中海拔地区的山坡疏林中、林边或村旁。分布于海南、

【功效主治】化瘀止血，理气止痛。用于吐血，衄血，外伤出血，肝郁胁痛，胸痹刺痛，跌仆损伤，呕吐腹痛。

【用量用法】9 ～ 15 克，入煎剂宜后下。外用：适量，研末外敷。

【使用注意】血热妄行、色紫浓厚、脉实便秘者禁用。

收敛止血药

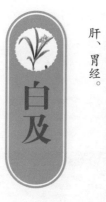

白及

别名　白根、白给、白芨、甘根、地螺丝。

性味归经　苦、甘、涩、微寒。归肺、肝、胃经。

【来源】为兰科植物白及的块茎。

【植物特征】多年生草本，高 15 ～ 70 厘米，根茎肥厚，常数个连生。叶 3 ～ 5 片，宽披叶形，长 8 ～ 30 厘米，宽 1.5 ～ 4 厘米。基部下延成长鞘状。总状花序，花紫色或淡红色。蒴果圆柱形，具 6 纵肋。

【生境分布】生长于林下阴湿处或山坡草丛中。分布于贵州、广东等地。

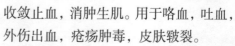

【功效主治】收敛止血，消肿生肌。用于咯血，吐血，外伤出血，疮疡肿毒，皮肤皲裂。

【用量用法】6 ～ 15 克，煎服。亦可入丸、散；研末吞服，每次 3 ～ 6 克，外用：适量。

【使用注意】不宜与川乌、制川乌、草乌、制草乌、附子同用。

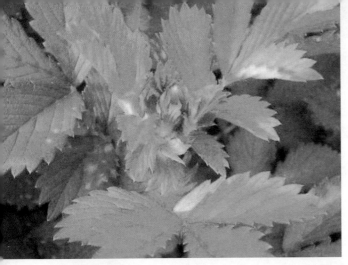

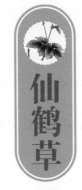

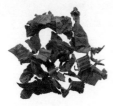

【来源】为蔷薇科植物龙芽草的全草。

【植物特征】多年生草本，高30～90厘米，全株具白色长毛。根茎横走，圆柱形，秋末自先端生一圆锥形向上弯曲的白色冬芽。茎直立。单数羽状复叶互生，小叶大小不等，间隔排列，卵圆形至倒卵形，托叶卵形，叶缘齿裂，可制取黄色染料。穗状花序顶生或腋生，花小，黄色，萼筒外面有槽并有毛，顶端生一圈钩状刺毛。刺瘦果倒圆锥形，萼裂片宿存。

【生境分布】生长于路旁、山坡或水边，也有栽培。我国南北各地均产。分布于浙江、江苏、湖南、湖北等地。

【功效主治】收敛止血，截疟，止痢，解毒，补虚。用于咯血，吐血，崩漏下血，疟疾，血痢，痈肿疮毒，阴痒带下，脱力劳伤。

【用量用法】6～12克，煎服。外用：适量。

【使用注意】仙鹤草可引起心悸、颜面充血与潮红等现象。

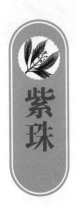

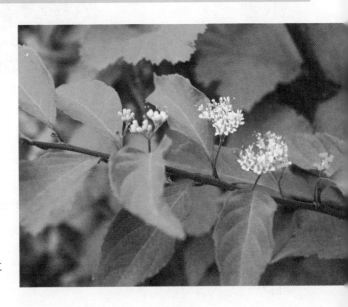

【来源】为马鞭草科植物杜虹花或紫珠的叶。

【植物特征】落叶灌木，高达3米，小枝被黄褐色星毛。叶对生；卵状椭圆形或椭圆形，长7～15厘米，高3.5～8厘米，基部钝圆形或阔楔形，上面有细小粗毛，下面有黄褐色星毛，侧脉8～12对，边缘有齿牙及细锯齿；叶柄长8～15毫米，密被黄褐色星毛。复聚伞花序腋生，径3～4厘米，花序梗长1.5～2.5厘米；花柄长约1.5毫米；萼短钟形，4裂，裂片钝三角形，萼及柄均被星毛；花冠短筒状，4裂，紫色，长约2毫米，无毛；雄蕊4，长于花冠两倍；雌蕊1，子房4室，花柱细长，高于雄蕊，柱头单一。小核果，紫红色，径约2毫米。花期夏、秋间。

【生境分布】生长于山地、林间。前者分布于陕西及河南南部至长江以南各省，后者分布于东南沿海各地。

【功效主治】凉血收敛止血，散瘀解毒消水肿。用于衄血，咯血，吐血，便血，崩漏，外伤出血，热毒疮疡，水火烫伤。

【用量用法】15～30克，煎服。研末1.5～3克，外用：适量，敷于患处。

【使用注意】本品味涩，表证初起者慎用。

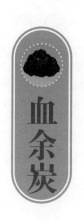

血余炭

别名
人发灰、人发炭、乱发炭、头发炭

性味归经
苦，平。归肝、胃经。

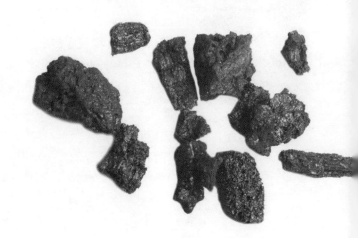

【来源】为人发制成的炭化物。

【生境分布】各地均有。

【功效主治】收敛止血，化瘀，利尿。用于吐血，咯血，衄血，血淋，尿血，便血，崩漏，外伤出血，小便不利。

【用量用法】5～10克，煎服。亦可研末服。外用：适量。

【使用注意】胃虚者用之，多有吐泻之弊。

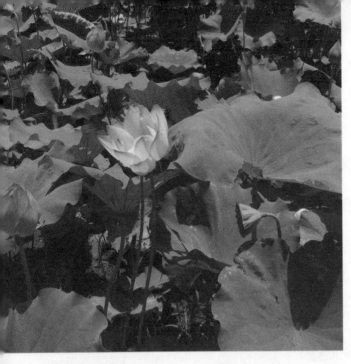

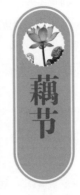

藕节

别名 老节、光藕节、藕节疤。

性味归经 甘、涩，平。归肝、肺、胃经。

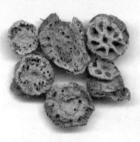

【来源】为睡莲科植物莲的根茎节部。

【植物特征】莲，多年生水生草本。根茎肥厚横走，外皮黄白色，节部缢缩，生有鳞叶与不定根，节间膨大，内白色，中空而有许多条纵行的管。叶片圆盾形，高出水面，直径30～90厘米，全缘，稍呈波状，上面暗绿色，光滑，具白粉，下面淡绿色；叶柄着生于叶背中央，圆柱形，中空，高达1～2米，表面散生刺毛。花梗与叶柄等高或略高；花大，单一，顶生，直径12～23厘米，粉红色或白色，芳香；萼片4或5，绿色，小形，早落；花瓣多数，长圆状椭圆形至倒卵形，先端钝，由外向内逐渐变小；雄蕊多数，早落，花药线形，黄色，药隔先端成一棒状附属物，花丝细长，着生于花托下；心皮多数，埋藏于花托内，花托倒圆锥形，顶部平，有小孔20～30个，每个小孔内有1椭圆形子房，花柱很短，果期时花托逐渐增大，内呈海绵状，俗称莲蓬，长宽均5～10厘米。坚果椭圆形或卵形，长1.5～2.5厘米，果皮坚硬、革质；内有种子1枚，俗称莲子。花期7～8月，果期9～10月。

【生境分布】自生或栽培于池塘内。分布于湖南、湖北、浙江、江苏、安徽等地。

【功效主治】收敛止血，化瘀。用于吐血，咯血，衄血，尿血，崩漏。

【用量用法】9～15克，煎服。鲜品亦可捣汁饮用。亦可入丸、散。

【使用注意】忌铁器。

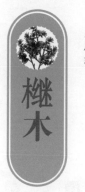

檵木

别名 坚漆、檵树、鱼骨柴、桎木柴、刺木花、满山白。

性味归经 苦、涩，平。归肝、胃、大肠经。

【来源】为金缕梅科植物檵木（檵花）的根、茎、叶或花。

【植物特征】常绿灌木或小乔木，高1～4米。树皮深灰色；嫩枝、新叶、花序、花萼背面和蒴果均被黄色星状毛。叶互生；叶柄长2～3毫米；托叶早落；叶片革质，卵形或卵状椭圆形，长1.5～6厘米，宽0.8～2厘米，先端短尖头，基部钝，不对称，全缘。花6～8簇生小枝端，无柄；花萼短，4裂；花瓣4，条形，淡黄白色；雄蕊4，花丝极短，药隔伸出呈刺状；子房半下位，2室，花柱2，极短。木质蒴果球形，长约1厘米，褐色，先端2裂。种子2，长卵形，长4～5毫米。花期4～5月，果期10月。

【生境分布】生长于山坡矮林间。分布于山东、河南、浙江、安徽等地。

【功效主治】收敛止血，清热解毒，止泻。

【用量用法】花6～10克；茎叶15～30克，根30～60克，煎服，鲜品加倍。外用：适量。

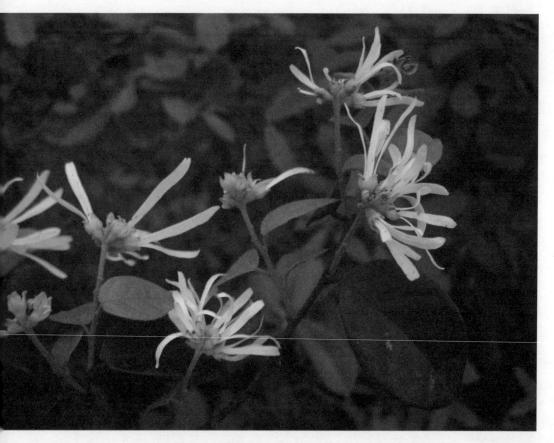

温经止血药

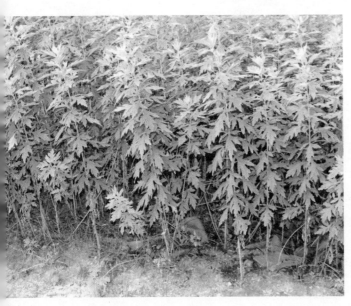

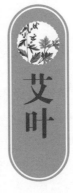

艾叶

别名

灸草、艾蒿、香艾、蕲艾、艾蒿叶、家艾叶、野莲头。

性味归经

辛、苦，温；有小毒。归肝、脾、肾经。

【来源】为菊科植物艾的叶。

【植物特征】多年生草本，高45～120厘米；茎具明显棱条，上部分枝，被白色短绵毛。单叶，互生，茎中部叶卵状三角形或椭圆形，有柄，羽状深裂，两侧2对裂片椭圆形至椭圆状披针形，中间又常3裂，裂片边缘均具锯齿，上面暗绿色，密布小腺点，稀被白色柔毛，下面灰绿色，密被白色茸毛；茎顶部叶全缘或3裂。头状花序排列成复总状，总苞卵形，密被灰白色丝状茸毛；筒状小花带红色，外层雌性花，内层两性花。瘦果长圆形、无冠毛。

【生境分布】生长于荒地、林缘，有栽培。全国大部分地区均产。以湖北蕲州产者为佳，称"蕲艾"。

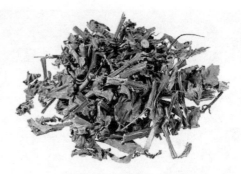

【功效主治】温经止血，散寒止痛；外用祛湿止痒。用于吐血，衄血，崩漏，月经过多，胎漏下血，少腹冷痛，经寒不调，宫冷不孕；外治皮肤瘙痒。醋艾炭温经止血，用于虚寒性出血。

【用量用法】3～9克，煎服。外用：适量，供灸治或熏洗用。

【使用注意】阴虚血热者慎用。

活血化瘀药

HUO XUE HUA YU YAO

活血止痛药

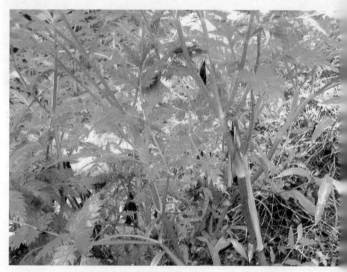

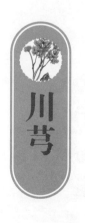

川芎

别名
香果、台芎、西芎、杜芎。

性味归经
辛，温。归肝、胆、心包经。

【来源】为伞形科植物川芎的干燥根茎。

【植物特征】多年生草本。根茎呈不整齐的结节状拳形团块，有明显结节状，节盘凸出；茎下部的节明显膨大成盘状。叶2～3回单数羽状复叶，小叶

3 ~ 5对，边缘又作不等齐的羽状全裂或深裂，叶柄基部成鞘状抱茎。复伞形花序生于分枝顶端，伞幅细，有短柔毛；总苞和小总苞片线形；花白色。双悬果卵形，5棱。

【生境分布】生长于向阳山坡或半阳山的荒地或水地，以及土质肥沃、排水良好的沙壤土。分布于四川、贵州、云南，以四川产者质优。系人工栽培。

【功效主治】活血行气，祛风止痛。用于胸痹心痛，胸胁刺痛，跌仆肿痛，月经不调，经闭痛经，癥瘕腹痛，头痛，风湿痹痛。

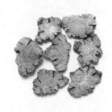

【用量用法】3 ~ 10克，煎服。

【使用注意】阴虚火旺、多汗、热盛及无瘀之出血症和孕妇均当慎用。

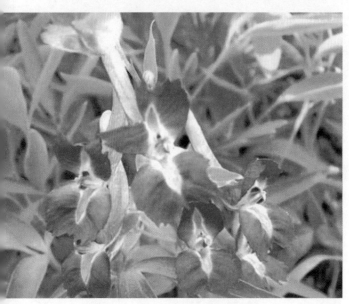

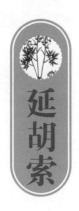

延胡索

别 名 延胡、元胡、玄胡索、元胡索。

性味归经 辛、苦，温。归肝、脾经。

【来源】为罂粟科植物延胡索的干燥块茎。

【植物特征】多年生草本，茎纤弱，高约20厘米。叶互生，有长柄，小叶片长椭圆形至线形，全缘。总状花序顶生，花红紫色，横生于小花梗上，蒴果长圆形。

【生境分布】生长于稀疏林、山地、树林边缘的草丛中。分布于浙江、江苏、湖北、湖南等地，野生或栽培。

【功效主治】活血，行气，止痛。用于胸胁、脘腹疼痛，胸痹心痛，经闭痛经，产后瘀阻，跌仆肿痛。

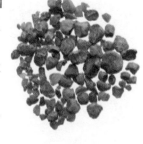

【用量用法】3 ~ 10克，煎服。研粉吞服，每次1.5 ~ 3克。

【使用注意】孕妇及血虚者禁服。

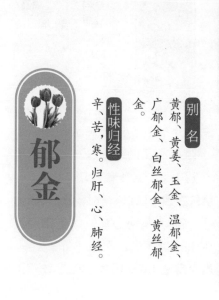

郁金

别名 黄郁、黄姜、玉金、广郁金、白丝郁金、温郁金、黄丝郁金。

性味归经 辛、苦，寒。归肝、心、肺经。

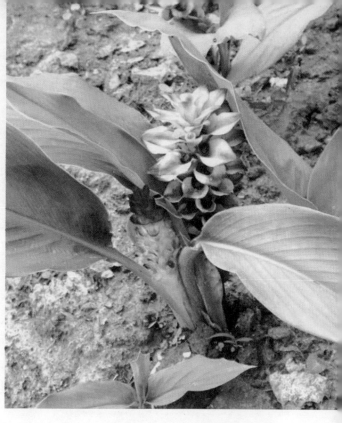

【来源】本品为姜科植物温郁金的块根。

【植物特征】多年生宿根草本。根粗壮，末端膨大成长卵形块根。块茎卵圆状，侧生，根茎圆柱状，断面黄色。叶基生：叶柄长约5厘米，基部的叶柄短，或近于无柄，具叶耳；叶片长圆形，长15～37厘米，宽7～10厘米，先端尾尖，基部圆形或三角形。穗状花序，长约13厘米；总花梗长7～15厘米；具鞘状叶，基部苞片阔卵圆形，小花数朵，生于苞片内，顶端苞片较狭，腋内无花；花萼白色筒状，不规则3齿裂；花冠管呈漏斗状，裂片3，粉白色，上面1枚较大，两侧裂片长圆形；侧生退化雄蕊长圆形，药隔矩形，花丝扁阔；子房被伏毛，

花柱丝状，光滑或被疏毛，基部有2棒状附属物，柱头略呈2唇形，具缘毛。花期4～6月，极少秋季开花。

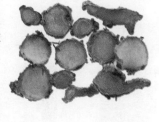

【生境分布】分布于浙江，以温州地区最有名，为道地药材。

【功效主治】活血止痛，行气解郁，清心凉血，利胆退黄。用于胸胁刺痛，胸痹心痛，经闭痛经，乳房胀痛，热病神昏，癫痫发狂，血热吐衄，黄疸尿赤。

【用量用法】3～10克，煎服。亦可研末服。

【使用注意】阴虚失血及无气滞血瘀者忌服，孕妇慎服。畏丁香、母丁香。

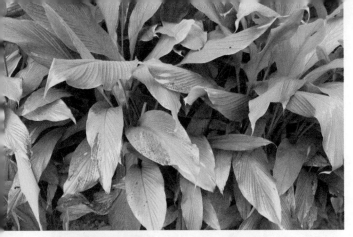

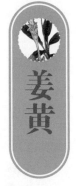

姜黄

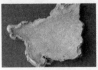

【来源】为姜科植物姜黄的干燥根茎。

【植物特征】多年生草本,叶2列,长椭圆形,先端渐尖,基部渐狭成柄。花茎由叶鞘内抽出,穗状花序圆柱状,缨部苞片粉红色,下部的绿色,内含数花,花萼绿白色,花冠漏斗形,喉部密生柔毛,蒴果膜质,球形。

【生境分布】生长于排水良好、土层深厚、疏松肥沃的砂质壤土。分布于四川、福建等地。野生或栽培。

【功效主治】破血行气,通经止痛。用于胸胁刺痛,胸痹心痛,痛经闭经,癥瘕,风湿肩臂疼痛,跌仆肿痛。

【用量用法】3~10克,煎服。外用:适量。

【使用注意】血虚无气滞血瘀者慎用,孕妇忌用。

乳香

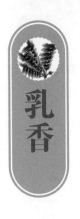

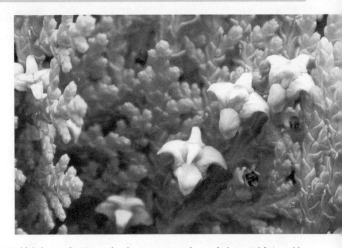

【来源】为橄榄科植物乳香树及其同属植物皮部渗出的树脂。

【植物特征】矮小灌木,高4~5米,罕达6米。树干粗壮,树皮光滑,淡棕黄色,纸状,粗枝的树皮鳞片状,逐渐剥落。叶互生,密集或于上部疏生,单数羽状复叶,长15~25厘米,叶柄被白毛;小叶7~10对,对生,无柄,基部者最小,向上渐大,小叶片长卵形,长达3.5厘米,顶端者长达7.5厘米,宽1.5厘米,先端钝,基部圆形、近心形或截形,边缘有不规则的圆齿裂,或近全缘,两面均被白毛,或上面无毛。花小,排列成稀疏的总状花序;苞片卵形;花萼杯状，先端5裂，裂片三角状卵形；花瓣5片，淡黄色，卵形，长约为萼片的2倍，先端急尖；雄蕊10，着生于花盘外侧，花丝短；子房上位，3～4室，每室具2垂生胚珠，柱头头状，略3裂。核果倒卵形，长约1厘米，有三棱，钝头，果皮肉质，肥厚，每室具种子1枚。

【生境分布】生于热带沿海山地。分布于非洲索马里、埃塞俄比亚等地。野生或栽培。

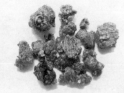

【功效主治】活血定痛，消肿生肌。用于胸痹心痛，胃脘疼痛，痛经闭经，产后瘀阻，癥瘕腹痛，风湿痹痛，筋脉拘挛，跌打损伤，痈肿疮疡。

【用量用法】煎汤或入丸、散，3～5克，宜炒去油用。外用：适量，生用或炒用，研末外敷。

【使用注意】胃弱者慎用，孕妇及无瘀滞者忌用。

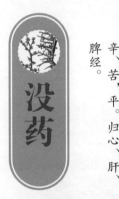

没药

别名 末药、明没药。

性味归经 辛、苦，平。归心、肝、脾经。

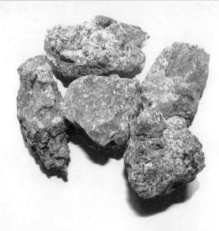

【来源】为橄榄科植物没药树或其他同属植物皮部渗出的油胶树脂。

【植物特征】灌木或矮乔木，高3米。树干粗，具多数不规则尖刺状粗枝；树皮薄，光滑，常有片状剥落。叶单生或丛生，多为3出复叶，小叶倒长卵形或倒披针形，中央1片较大；叶柄短。总状花序腋生或丛生于短枝上，花杂性，萼杯状，宿存；花冠4瓣，白色，雄蕊8；子房3室。核果卵形，棕色。种子1～3枚。本品呈不规则颗粒状或黏结成团块，状似红砂糖。大小不一，一般直径为2.5厘米。表面红棕色或黄棕色，凹凸不平，被有粉尘。

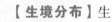

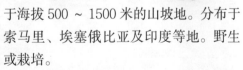

【生境分布】生于海拔500～1500米的山坡地。分布于索马里、埃塞俄比亚及印度等地。野生或栽培。

【功效主治】散瘀定痛，消肿生肌。用于胸痹心痛，胃脘疼痛，痛经经闭，产后瘀阻，癥瘕腹痛，风湿痹痛，跌打损伤，痈肿疮疡。

【用量用法】3～5克，煎服。炮制去油，多入丸、散用。外用：适量。

【使用注意】胃弱者慎用，孕妇及无瘀滞者忌用。

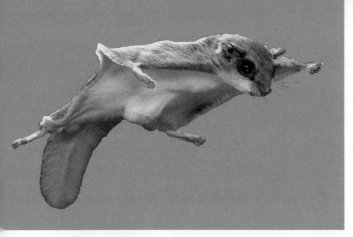

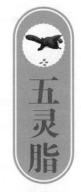

五灵脂

别名
药末、五灵子、五灵芝、蝙蝠粪、寒雀粪、寒号虫粪。

性味归经
苦、咸、甘，温。归肝经。

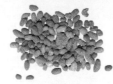

【来源】为鼯鼠科动物复齿鼯鼠的干燥粪便。

【动物特征】复齿鼯鼠形如松鼠，但略大一些。身长20~30厘米，体重250~400克，头宽，吻部较短，眼圆而大，耳郭发达。后肢较前肢长，前后肢间有皮膜相连。爪呈钩状、尖锐。尾呈扁平状，几与体等长。全身密被细长毛，背部灰黄褐色，腹部黄棕色，四足背面均为深橙黄色，尾为灰黄色，尾尖有黑褐色长毛。

【生境分布】栖于长有柏树的山地。筑窝于岩石陡壁上的石涧或岩缝中，分布于河北、山西、甘肃等地。

【功效主治】活血止痛，化瘀止血。

【用量用法】3~10克，煎服，宜包煎。

【使用注意】血虚无瘀及孕妇慎用。"十九畏"认为人参畏五灵脂，一般不宜同用。

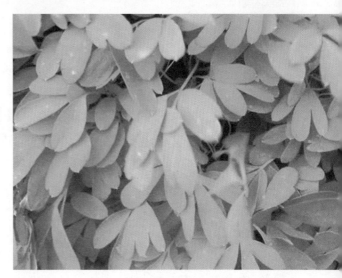

夏天无

别名
落水珠、夏无踪、野延胡、一粒金丹、伏地延胡索。

性味归经
苦、微辛，温。归肝经。

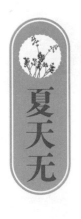

【来源】为罂粟科植物伏生紫堇的干燥块茎。

【植物特征】多年生草本，无毛，高16~30厘米。块茎近球形，茎细弱，2~3枝丛生，不分枝。基生叶常1枚，具长柄，叶片轮廓三角形，二回三出全裂，未回裂片无柄，狭倒卵形，全缘，叶下面有白粉，茎生叶3~4枚，互生或对生，生于茎中、上部，似基生叶而小，柄短。总状花序顶生，疏列数花，苞片卵形或狭倒卵形，花冠淡紫红色。蒴果细长椭圆形，略呈念珠状。

【生境分布】生长于土层疏松肥沃、富含腐殖质、排水良好的土壤。分布于河南、江苏、安徽、浙江、江西、福建、台湾、湖南、湖北等地。

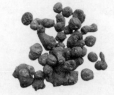

【功效主治】活血止痛，舒筋活络，祛风除湿。用于中风偏瘫，头痛，跌仆损伤，风湿痹痛，腰腿疼痛。

【用量用法】6～12克，煎服。研末分3次服。亦可制成丸剂使用。

活血调经药

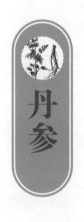

丹参

别名 山参、赤参、红根、紫丹参、活血根。

性味归经 苦，微寒。归心、肝经。

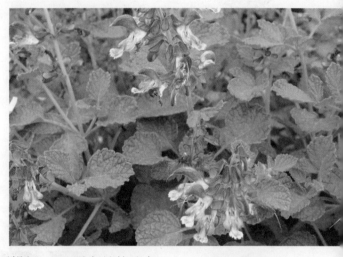

【来源】为唇形科植物丹参的干燥根及根茎。

【植物特征】多年生草本，高20～80厘米，全株密被柔毛及腺毛，根细长、圆柱形，外皮砖红色。茎四棱形，多分枝。叶对生，有长柄，奇数羽状复叶，小叶通常3～5片，卵形或长卵形，顶生的较大，边缘有浅钝锯齿，上面稍皱缩，下面毛较密。总状轮伞花序顶生或腋生，花冠唇形，蓝紫色，上唇稍长，盔状镰形。

【生境分布】生长于气候温暖湿润、日照充足的地方。多为栽培，全国大部分地区均有。分布于四川、安徽、江苏、山西等地。

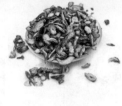

【功效主治】活血祛瘀，通经止痛，清心除烦，凉血消痈。用于胸痹心痛，脘腹疼痛，癥瘕积聚，热痹疼痛，心烦不眠，月经不调，痛经闭经，疮疡肿痛。

【用量用法】10～15克，煎服。活血化瘀宜酒炙用。

【使用注意】反藜芦。孕妇慎用。

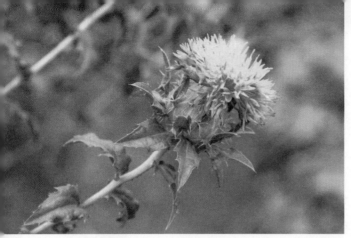

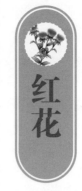

红花

别名

刺红花、杜红花、草红花、红蓝花、金红花。

性味归经

辛，温。归心、肝经。

【来源】为菊科植物红花的干燥花。

【植物特征】一年生或二年生草本，高30～90厘米。叶互生，卵形或卵状披针形，长4～12厘米，宽1～3厘米，先端渐尖，边缘具不规则锯齿，齿端有锐刺；几无柄，微抱茎。头状花序顶生，直径3～4厘米，总苞片多层，最外2～3层叶状，边缘具不等长锐齿，内面数层卵形，上部边缘有短刺；全为管状花，两性，花冠初时黄色，渐变为橘红色。

瘦果白色，倒卵形，长约5毫米，具四棱，无冠毛。

【生境分布】生长于向阳、地热高燥、土层深厚、中等肥力、排水良好的砂质壤土。全国各地多有栽培，分布于河南、湖北、四川、云南、浙江等地。

【功效主治】活血通经，散瘀止痛。用于经闭，痛经，恶露不行，癥瘕痞块，胸痹心痛，瘀滞腹痛，胸胁刺痛，跌仆损伤，疮疡肿痛。

【用量用法】3～10克，煎服。外用：适量。

【使用注意】孕妇忌用。有出血倾向者慎用。

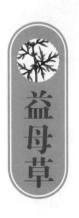

益母草

别名

益母、坤草、茺蔚、野天麻、益母蒿、地母草。

性味归经

苦、辛，微寒。归肝、心包、膀胱经。

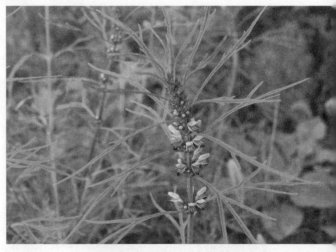

【来源】为唇形科植物益母草的新鲜或干燥地上部分。

【植物特征】一年或两年生草本，有倒向糙伏毛。根生叶近圆形，叶缘5～9

浅裂，具长柄，中部叶掌状 3 深裂，裂片矩圆形。花序上的叶呈条形或条状披针形，全缘或具稀少牙齿；叶片两面被柔毛。轮伞花序腋生；花萼钟状 5 齿，前两尺靠合；花冠紫红或淡紫红，花冠筒内有毛环，上下唇几等长。小坚果熟时黑褐色，三棱形。

【生境分布】生长于山野荒地、田埂、草地等。我国大部分地区均产，野生或栽培。

【功效主治】

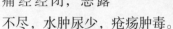

活血调经，利尿消肿，清热解毒。用于月经不调，痛经经闭，恶露不尽，水肿尿少，疮疡肿毒。

【用量用法】9 ~ 30 克，煎服。鲜品 12 ~ 40 克，或熬膏，入丸剂。外用：适量，捣敷或煎汤外洗。

【使用注意】无瘀滞及阴虚血少者忌用，孕妇禁用。

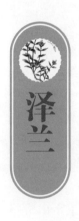

泽兰

别名 虎兰、虎蒲、凤药、地石蚕、蛇王草、地瓜儿苗。

性味归经 苦、辛，微温。归肝、脾经。

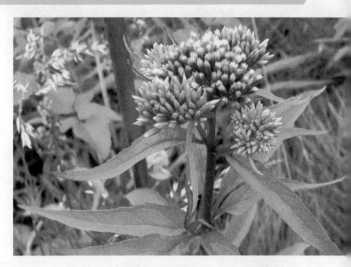

【来源】为唇形科植物毛叶地瓜儿苗的干燥地上部分。

【植物特征】多年生草本，高 60 ~ 170 厘米。根茎横走，节上密生须根，先端肥大呈圆柱形茎通常单一，少分支，无毛或在节上疏生小硬毛。叶交互相对，长圆状披针形，先端渐尖，基部渐狭，边缘具锐尖粗牙齿状锯齿，亮绿色，两面无毛，下面密生腺点；无叶柄或短柄。轮伞花序腋生，花小，具刺尖头；花冠白色，内面在喉部具白色短柔毛。小坚果倒卵圆状四边形，褐色。

【生境分布】生长于沼泽地、水边；野生，有栽培。全国大部分地区均产，分布于黑龙江、湖北等地。

【功效主治】活血调经，祛瘀消痈，利水消肿。用于月经不调，经闭，痛经，产后瘀血腹痛，疮痈肿毒，水肿腹水。

【用量用法】6 ~ 12 克，煎服。外用：适量。

【使用注意】血虚及无瘀滞者慎用。

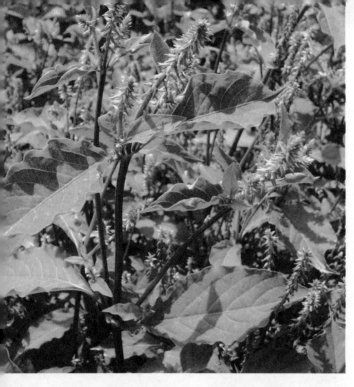

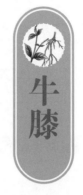

牛膝

别名

百倍、牛茎、山苋菜、鸡胶骨、对节菜、怀牛膝。

性味归经

苦、甘、酸，平。归肝、肾经。

【来源】为苋科植物牛膝（怀牛膝）和川牛膝（甜牛膝）的根。

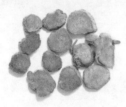

【植物特征】多年生草本，高30～100厘米。根细长，直径0.6～1厘米，外皮土黄色。茎直立，四棱形，具条纹，疏被柔毛，节略膨大，节上对生分枝。叶对生，叶柄长5～20毫米；叶片椭圆形或椭圆状披针形，长2～10厘米，宽1～5厘米，先端长尖，基部楔形或广楔形，全缘，两面被柔毛。穗状花序腋生兼顶生，初时花序短，花紧密，其后伸长，连下部总梗在内长15～20厘米；花皆下折贴近花梗；苞片1，膜质，宽卵形，上部突尖成粗刺状，另有2枚小苞片针状，先端略向外曲，基部两侧各具，1卵状膜质小裂片；

花被绿色，5片，直立，披针形，有光泽，长3～5毫米，具1脉，边缘膜质；雄蕊5，花丝细，基部合生，花药卵形，2室，退化雄蕊顶端平或呈波状缺刻；子房长圆形，花柱线状，柱头头状。胞果长圆形，光滑。种子1枚，黄褐色。花期7～9月，果期9～10月。

【生境分布】栽培或野生于山野路旁。以栽培品为主，也有野生者。怀牛膝主产于河南；川牛膝主产于四川、云南、贵州等地。

【功效主治】逐瘀通经，补肝肾，强筋骨，利尿通淋，引血下行。用于经闭，痛经，腰膝酸痛，筋骨无力，淋证，水肿，头痛，眩晕，牙痛，口疮，吐血，衄血。

【用量用法】5～12克，煎服。活血通经、利水通淋、引火（血）下行宜生用；补肝肾、强筋骨宜酒炙用。

【使用注意】本品为动血之品，性专下行，孕妇及月经过多者忌服。中气下陷，脾虚泄泻，下元不固，多梦遗精者慎用。

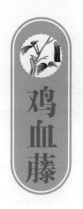

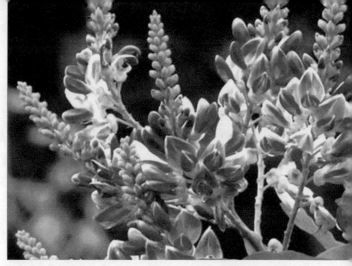

鸡血藤

别名 红藤、血藤、血风藤、大血藤、活血藤、血龙藤。

性味归经 苦，甘，温。归肝、肾经。

【来源】为豆科植物密花豆的干燥藤茎。

【植物特征】木质大藤本，长达数十米，老茎扁圆柱形，稍扭转。三出复叶互生，有长柄，小叶宽卵形，先端短尾尖，基部圆形或浅心形，背脉腋间常有黄色簇毛，小托叶针状。大型圆锥花序腋生。花近无柄，单生或2～3朵簇生于序轴的节上呈穗状，花萼肉质筒状，被白毛，蝶形花冠白色，肉质。荚果扁平，刀状，长8～10.5厘米，宽2.5～3厘米。

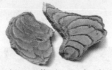

【生境分布】生长于灌木丛中或山野间。分布于广西、云南等地。野生。

【功效主治】活血补血，调经止痛，舒筋活络。用于月经不调，痛经，经闭，风湿痹痛，麻木瘫痪，血虚萎黄。

【用量用法】9～15克，煎服，或浸酒服，或熬膏服。

【使用注意】月经过多者慎用。有实验表明，鸡血藤有促进微循环的作用。

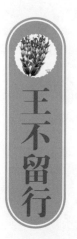

王不留行

别名 奶米、大麦牛、不母留、王母牛。

性味归经 苦，平。归肝、胃经。

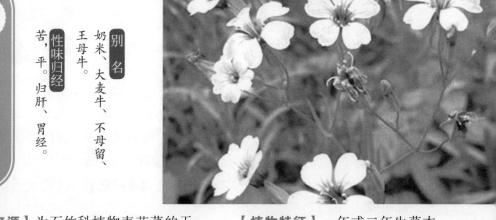

【来源】为石竹科植物麦蓝菜的干燥成熟种子。

【植物特征】一年或二年生草本，高30～70厘米，全株无毛。茎直立，节略膨大。叶对生，卵状椭圆形至卵状披针形，基部稍连合抱茎，无柄。聚伞花序顶生，下有鳞状苞片2枚；花瓣粉红色，倒卵形，先端具不整齐小齿，基部具长爪。蒴果卵形，包于宿萼内，成熟后，先端十字开裂。

【生境分布】生长于山地、路旁及田间。全国各地均产，分布于江苏、河北、山东、辽宁、黑龙江等地，以产于河北邢台者质优。多为野生，亦有栽培。

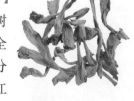

【功效主治】活血通经，下乳消肿，利尿通淋。用于经闭，痛经，乳汁不下，乳痈肿痛，淋证涩痛。

【用量用法】5～10克，煎服。外用：适量。

【使用注意】孕妇慎用。

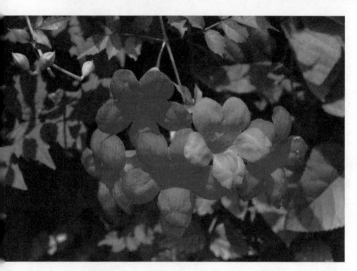

凌霄花

別名

追罗、吊墙花、
堕胎花、紫葳花、藤罗草、
上树龙。

性味归经

甘、酸、寒。归肝、心包经。

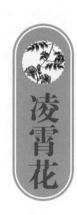

【来源】为紫葳科植物凌霄或美洲凌霄的干燥花。

【植物特征】薄叶木质藤本，借气根攀附于其附物上，茎黄褐色具棱状网裂。叶对生，奇数羽状复叶，小叶卵形至卵状披针形，先端尾状渐尖，基部阔楔形，两侧不等大，边缘有粗锯齿，两面无毛，小叶柄着生处有淡黄褐色束毛。花序顶生，圆锥状，花大，花萼钟状，花冠漏斗状钟形。蒴果长如豆荚，具子房柄，种子多数，扁平，有透明的翅。

【生境分布】生长于墙根、树旁、竹篱边。全国各地均产，分布于江苏、浙江等地，以江苏苏州产者最优。

【功效主治】活血通经，凉血祛风。用于月经不调，经闭癥瘕，产后乳肿，风疹发红，皮肤瘙痒，痤疮。

【用量用法】5～9克，煎服。外用：适量。

【使用注意】孕妇忌用。

活血疗伤药

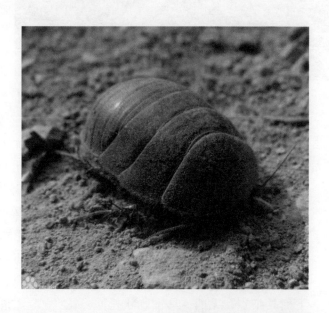

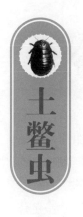

土鳖虫

【别名】土鳖、地鳖、土虫、土元、簸箕虫。

【性味归经】咸,寒;小毒。归肝经。

【来源】为鳖蠊科昆虫地鳖或冀地鳖雌虫干燥体。

【动物特征】地鳖:呈扁平卵形,长 1.3 ~ 3 厘米,宽 1.2 ~ 2.4 厘米。前端较窄,后端较宽,背部紫褐色,具光泽,无翅。前胸背板较发达,盖住头部;腹背板 9 节,呈覆瓦状排列。腹面红棕色,头部较小,有丝状触角 1 对,常脱落,胸部有足 3 对,具细毛和刺。腹部有横环节。质松脆,易碎。气腥臭,味微咸。

冀地鳖:长 2.2 ~ 3.7 厘米,宽 1.4 ~ 2.5 厘米。背部黑棕色,通常在边缘带有淡黄褐色斑块及黑色小点。

【生境分布】栖息于阴暗潮湿、有

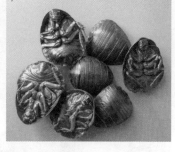

机质丰富,偏碱性的疏松土层中。全国均有,分布于湖南、湖北、江苏、河南,江苏产者最佳。

【功效主治】破血逐瘀,续筋接骨。用于跌打损伤,筋伤骨折,血瘀经闭,产后瘀阻腹痛,癥瘕痞块。

【用量用法】3 ~ 10 克,煎服。研末服,1 ~ 1.5 克,黄酒送服。外用:适量。

【使用注意】孕妇忌服。

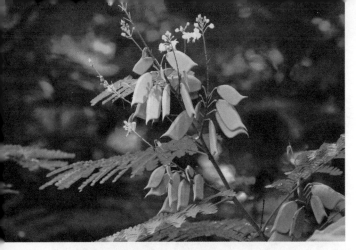

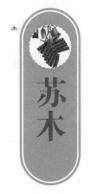

苏木

别名

赤木、红柴、苏方木。

性味归经

甘、咸，平。归心、肝、脾经。

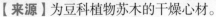

【来源】为豆科植物苏木的干燥心材。

【植物特征】常绿小乔木，高可达5～10米。树干有小刺，小枝灰绿色，具圆形凸出的皮孔，新枝被微柔毛，其后脱落。叶为2回双数羽状复叶，全长达30厘米或更长；羽片对生，9～13对，长6～15厘米，叶轴被柔毛；小叶9～16对，长圆形，长约14毫米，宽约6毫米，先端钝形微凹，全缘，上面绿色无毛，下面具细点，无柄；具锥刺状托叶。花期5～6月，果期9～10月。

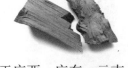

【生境分布】生长于海拔200～1050米的山谷丛林中或栽培。分布于广西、广东、云南、台湾等地，以广西产者为佳，野生或栽培。

【功效主治】活血祛瘀，消肿止痛。用于跌打损伤，骨折筋伤，瘀滞肿痛，经闭痛经，产后瘀阻，胸腹刺痛，痈疽肿痛。

【用量用法】3～9克，煎服。外用：适量，研末撒敷。

【使用注意】月经过多和孕妇忌用。血虚无瘀滞者慎服。

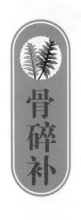

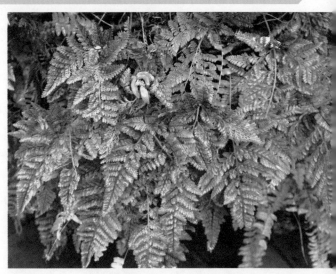

骨碎补

别名

毛姜、鸡姜、猴姜、碎补、毛生姜、石毛姜、石岩姜。

性味归经

苦，温。归肝、肾经。

【来源】为水龙骨科植物槲蕨的干燥根茎。

【植物特征】附生草本，高20～40厘米，根状茎肉质粗壮，长而横走，密被棕黄色、线状凿形鳞片。叶二型，营养叶厚革质，红棕色或灰褐色，卵形，无柄，边缘羽状浅裂，很像槲树叶，孢子叶绿色，具短柄，柄有翅，叶片矩圆形或长椭圆形。孢子囊群圆形，黄褐色，在中脉两侧各排列成2～4行，每个长方形的叶脉网眼中着生1枚，无囊群盖。

【生境分布】附生于树上、山林石壁上或墙上。分布于浙江、湖北、广东、广西、四川等。

【功效主治】

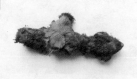

疗伤止痛，补肾强骨；外用消风祛斑。用于跌仆闪挫，筋骨折伤，肾虚腰痛，筋骨痿软，耳鸣耳聋，牙齿松动；外治斑秃，白癜风。

【用量用法】3～9克，煎服。鲜品6～15克。外用：适量，研末调敷或鲜品捣敷，亦可浸酒擦患处。

【使用注意】阴虚火旺、血虚风燥者慎用。

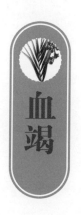

血竭

性味归经
甘、咸，平。归心、肝经。

别名
海蜡、木血竭、麒麟血。

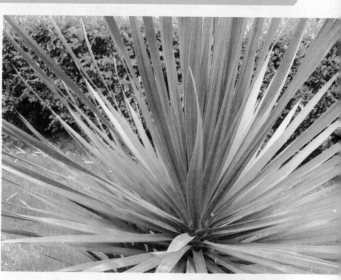

【来源】为棕榈科植物麒麟竭的果实渗出的树脂经加工制成。

【植物特征】羽状复叶在枝梢互生，基部有时近于对生；叶柄和叶轴均被稀疏小刺，小叶片多数，互生，条形至披针形。花单性，雌雄异株，肉穗花序形大，具有圆锥状分枝；基部外被长形苞包，花黄色。果实核果状，阔卵形或近球形，果皮猩红色，表皮密被复瓦状鳞片。

【生境分布】多为栽培，分布于印度尼西亚、马来西亚、伊朗等国，我国的广东、台湾等地也有种植。

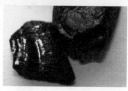

【功效主治】活血定痛，化瘀止血，生肌敛疮。用于跌打损伤，心腹瘀痛，外伤出血，疮疡不敛。

【用量用法】每次1～2克，内服。多入丸、散，研末服。外用：适量，研末撒或入膏药。

【使用注意】无瘀血者不宜用，孕妇及月经期患者忌用。

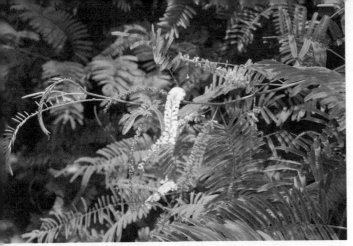

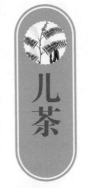

儿茶

别名 孩儿茶、方儿茶、儿茶膏、乌丁泥。

性味归经 苦、涩，微寒。归肺、心经。

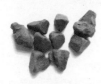

【来源】为豆科植物儿茶的去皮枝、干的干燥煎膏。

【植物特征】落叶乔木，皮棕色或灰棕色，常呈条状薄片开裂，不脱落，小枝细，有棘刺。叶为偶数二回羽状复叶，互生。总状花序腋生，花黄色或白色。荚果扁而薄，紫褐色，有光泽，有种子7～8枚。

【生境分布】生长于向阳坡地。分布于云南、广西等地。

【功效主治】活血止痛，止血生肌，收湿敛疮，清肺化痰。用于跌仆伤痛，外伤出血，吐血衄血，疮疡不敛，湿疹、湿疮，肺热咳嗽。

【用量用法】内服：1～3克，包煎，多入丸、散服；入煎剂可适当加量。宜布包。外用：适量，研末撒或调敷。

【使用注意】寒湿之证忌用。本品含焦性儿茶酚，有毒，能引起恶心、呕吐、头痛、头昏，甚则惊厥抽搐等。

破血消癥药

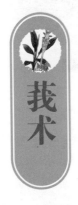

莪术

别名 蓬术、文术、速药、蓬莪术。

性味归经 辛、苦，温。归肝、脾经。

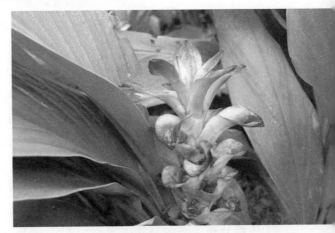

【来源】为姜科植物蓬莪术或温郁金、广西莪术的干燥根茎。

【植物特征】多年生草本，全株光滑无毛。叶椭圆状长圆形至长圆状披针形，长 25 ～ 60 厘米，宽 10 ～ 15 厘米，中部常有紫斑；叶柄较叶片为长。花茎由根茎单独发出，常先叶而生；穗状花序长约 15 厘米；苞片多数，下部的绿色，缨部的紫色；花萼白色，顶端 3 裂；花冠黄色，裂片 3，不等大；侧生退化雄蕊小；唇瓣黄色，顶端微缺；药隔基部具叉开的矩。蒴果狼状三角形。花期 3 ～ 5 月。

【生境分布】野生于山谷、溪旁及林边等阴湿处。蓬莪术分布于四川、广东、广西；温郁金又称温莪术，分布于浙江温州；广西莪术又称桂莪术，分布于广西。

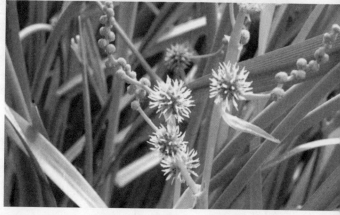

【功效主治】行气破血，消积止痛。用于癥瘕痞块，瘀血经闭，胸痹心痛，食积胀痛。

【用量用法】6 ～ 9 克，煎服。醋制后可加强祛瘀止痛作用。外用：适量。

【使用注意】孕妇及月经过多者忌用。

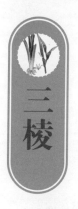

三棱

别名 荆三棱、京三棱、光三棱、红蒲根。

性味归经 辛、苦，平。归肝、脾经。

【来源】为黑三棱科植物黑三棱的干燥块茎。

【植物特征】多年生草本。根茎横走，下生粗而短的块茎。茎直立，圆柱形，光滑，高 50 ～ 100 厘米。叶丛生，2 列；叶片线形，长 60 ～ 95 厘米，宽约 2 厘米，叶背具 1 条纵棱，先端钝尖，基部抱茎。花茎由叶丛抽出，单一，有时分枝；花单性，集成头状花序，有叶状苞片；雄花序位于雌花序的上部，直径约 10 毫米，通常 2 ～ 10 个；雌花序直径 12 毫米以上，通常 1 ～ 3 个；雄花花被 3 ～ 4，倒披针形；雄蕊 3；雌花有雌蕊 1，罕为 2，子房纺锤形，柱头长 3 ～ 4 毫米，丝状。果呈核果状，倒卵状圆锥形，长 6 ～ 10 毫米，径 4 ～ 8 毫米，先端有锐尖头，花被宿存。花期 6 ～ 7 月，果期 7 ～ 8 月。

【生境分布】生长于池沼或水沟等处。分布于江苏、河南、山东、江西等地。野生或栽培。

【功效主治】破血行气，消积止痛。用于癥瘕痞块，痛经，瘀血经闭，胸痹心痛，食积胀痛。

【用量用法】5 ～ 10 克，煎服。醋制后可加强祛瘀止痛作用。

【使用注意】孕妇及月经过多忌用；不宜与芒硝、玄明粉同用。

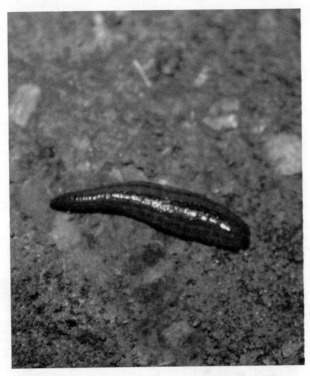

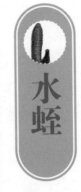

別名

蚂蟥、马蜞、马黄、马蛭、肉钻子。

性味归经

咸、苦，平；有小毒。归肝经。

水蛭

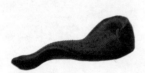

【来源】为水蛭科动物蚂蟥、水蛭或柳叶蚂蟥的干燥全体。

【动物特征】体长稍扁，乍视之似圆柱形，体长 2～2.5 厘米，宽 2～3 毫米。背面绿中带黑，有 5 条黄色纵线，腹面平坦，灰绿色，无解剖图杂色斑，整体环纹显著，体节由 5 环组成，每环宽度相似。眼 10 个，呈"∩"形排列，口内有 3 个半圆形的颚片围成一"Y"形，当吸着动物体时，用此颚片向皮肤钻进，吸取血液，由咽经食道而贮存于整个消化道和盲囊中。身体各节均有排泄孔，开口于腹侧。雌雄生殖孔相距 4 环，各开口于环与环之间。前吸盘较易见，后吸盘更显著，吸附力也强。

【生境分布】生长于稻田、沟渠、浅水污秽坑塘等处，全国大部分地区均有出产，多属野生。

【功效主治】破血通经，逐瘀消癥。用于血瘀经闭，癥瘕痞块，中风偏瘫，跌仆损伤。

【用量用法】1～3 克，煎服。研末服，0.3～0.5 克，以入丸、散或研末服为宜。或以鲜活者放置于瘀肿局部吸血消瘀。

【使用注意】孕妇及月经过多者忌用。

化痰药
HUA TAN YAO

温化寒痰药

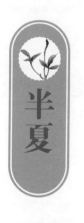

半夏

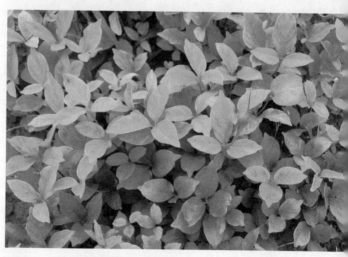

别名

示姑、地茨菇、老鸹头、地珠半夏、羊眼半夏。

性味归经

辛，温；有毒。归脾、胃、肺经。

【来源】为天南星科植物半夏的块茎。

【植物特征】多年生小草本，高15～30厘米。块茎近球形。叶基生，一年生的叶为单叶，卵状心形；2～3年后，叶为3小叶的复叶，小叶椭圆形至披针形，中间小叶较大，全缘，两面光滑无毛。叶柄长10～20厘米，下部有1株芽。花单性同株，肉穗花序，花序下部为雌花，贴生于佛焰苞，中部不育，上部为雄花，花序中轴先端附属物延伸呈鼠尾状，伸出在佛焰苞外。浆果卵状椭圆形，绿色，成熟时红色。

【生境分布】生长于山坡、溪边阴湿的草丛中或林下。全国大部分地区均产。主产于四川、湖北、江苏、安徽等地。

【功效主治】燥湿化痰，降逆止呕，消痞散结。用于湿痰寒痰，咳喘痰多，痰饮眩悸，风痰眩晕，痰厥头痛，呕吐反胃，胸脘痞闷，梅核气；生用外治痈肿痰核。

姜半夏多用于降逆止呕。

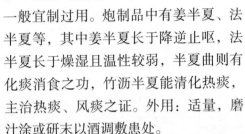

【用量用法】
3～9克，煎服。

一般宜制过用。炮制品中有姜半夏、法半夏等，其中姜半夏长于降逆止呕，法半夏长于燥湿且温性较弱，半夏曲则有化痰消食之功，竹沥半夏能清化热痰，主治热痰、风痰之证。外用：适量，磨汁涂或研末以酒调敷患处。

【使用注意】不宜与川乌、草乌、制川乌、制草乌、附子同用；生品内服宜慎。阴虚燥咳、血证、热痰、燥痰慎用。

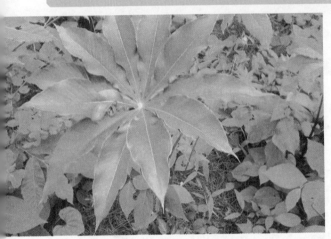

天南星

别名 虎掌、南星、野芋头、独角莲、虎掌南星。

性味归经 苦、辛，温；有毒。归肺、肝、脾经。

【来源】为天南星科植物天南星、异叶天南星或东北天南星的块茎。

【植物特征】天南星株高40～90厘米。叶一枚基生，叶片放射状分裂，披针形至椭圆形，顶端具线形长尾尖，全缘，叶柄长，圆柱形，肉质，下部成鞘，具白色和散生紫色纹斑。总花梗比叶柄短，佛焰苞绿色和紫色，肉穗花序单性，雌雄异株，雌花序具棒状附属器、下具多数中性花，无花被，子房卵圆形雄花序的附属器下部光滑和有少数中性花。

浆果红色、球形。

【生境分布】

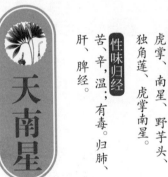

生长于丛林之下或山野阴湿处。

天南星分布于河南、河北、四川等地；异叶天南星分布于江苏、浙江等地；东北天南星分布于辽宁、吉林等地。

【功效主治】散结消肿。外用治痈肿，蛇虫咬伤。

【用量用法】外用生品适量，研末以醋或酒调敷患处。

【使用注意】阴虚燥痰及孕妇忌用；生品内服宜慎。

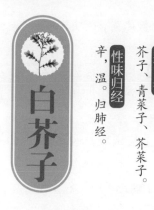

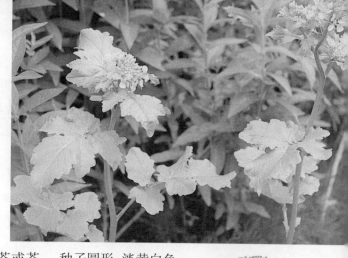

白芥子

【来源】为十字花科植物白芥或芥的干燥成熟种子。前者习称"白芥子"，后者习称"黄芥子"。

【植物特征】一年或两年生草本。叶互生，茎基部叶片宽大，倒卵形，琴状深裂或近全裂，裂片5～7，先端大，向下渐小，茎上部叶具短柄，裂片较细，近花序叶常少裂。总状花序顶生，花萼绿色；花冠黄色，有爪。长角果，广线形，长2～4厘米，密被粗白毛，先端有长喙。

种子圆形，淡黄白色。

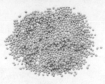

【生境分布】全国各地有栽培。分布于安徽、四川等地。

【功效主治】温肺豁痰利气，散结通络止痛。用于寒痰喘咳，胸胁胀痛，痰滞经络，关节麻木、疼痛，痰湿流注，阴疽肿毒。

【用量用法】3～9克，煎服。外用：适量，研末调敷，或作发泡用。

【使用注意】本品辛温走散，耗气伤阴，久咳肺虚及阴虚火旺者忌用；消化道溃疡、出血者及皮肤过敏者忌用。用量不宜过大。

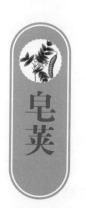

皂荚

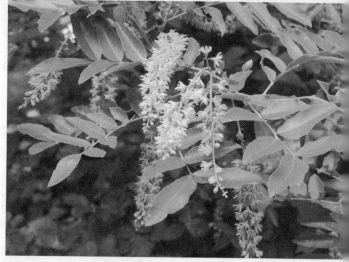

【来源】为豆科植物皂荚的果实，又名皂角。

【植物特征】落叶乔木，高达15～30米，树干皮灰黑色，浅纵裂，干及枝条常具刺，刺圆锥状多分枝，粗而硬直，小枝灰绿色，皮孔显著，冬芽常叠生，一回偶数羽状复叶，有互生小叶 3 ~ 7 对，小叶长卵形，先端钝圆，基部圆形，稍偏斜，薄革质，缘有细齿，背面中脉两侧及叶柄被白色短柔毛，杂性花，腋生，总状花序，花梗密被茸毛，花萼钟状被茸毛，花黄白色，萼瓣均 4 数。荚果平直肥厚，长达 10 ~ 20 厘米，不扭曲，熟时黑色，被霜粉，花期 5 ~ 6 月，果期 9 ~ 10 月。

【生境分布】生长于村边，路旁，向阳温暖的地方。分布于四川、河北、陕西、河南等地。

【功效主治】祛顽痰，通窍开闭，祛风杀虫。

【用量用法】研末服，1 ~ 1.5 克，亦可入汤剂，1.5 ~ 5 克。外用：适量。

【使用注意】内服剂量不宜过大，以免引起呕吐、腹泻。辛散走窜之性强，非顽疾证实体壮者慎用。孕妇、气虚阴亏及有出血倾向者忌用。

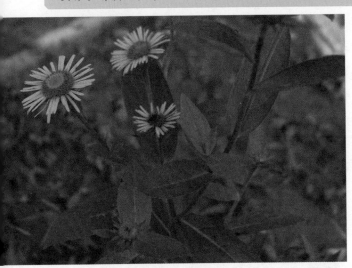

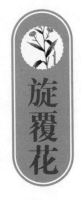

旋覆花

别名 金沸花、金钱花、金盏花、满天星、全福花、猫耳朵花。

性味归经 苦、辛、咸，微温。归肺、脾、胃、大肠经。

【来源】为菊科植物旋覆花或欧亚旋覆花 的头状花序。

【植物特征】多年生草本，高 30 ~ 60 厘米。茎直立，至上部始有分支，被白色绵毛。基生叶花后凋落，中部叶互生，长卵状披针形或披针形，先端渐尖，基部稍有耳半抱茎，全缘或有微齿，背面被疏伏毛和腺点；上部叶渐小，狭披针形。头状花序，直径 2 ~ 4 厘米，单生茎顶或数个排列作伞房状，总苞半球形，花黄色。瘦果长椭圆形，冠毛长约 5 毫米，灰白色。

【生境分布】生长于山坡路旁、湿润草地、河岸和田埂上。分布于东北、华北、华东、华中及广西等地。

【功效主治】降气，消痰，行水，止呕。用于风寒咳嗽，痰饮蓄结，胸膈痞满，喘咳痰多，呕吐噫气，心下痞硬。

【用量用法】3 ~ 9 克，煎服。本品有茸毛，易刺激咽喉作痒而致呛咳呕吐，故宜包煎。

【使用注意】阴虚劳嗽、津伤燥咳者忌用。

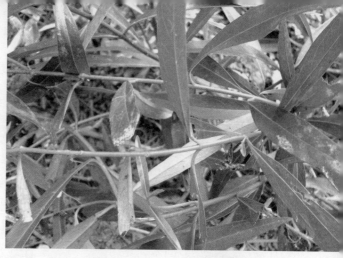

白前

【来源】为萝摩科植物柳叶白前或芫花叶白前的根茎及根。

【植物特征】多年生草本，高30～60厘米，根茎匍匐，茎直立，单一，下部木质化。单叶对生，具短柄；叶片披针形至线状披针形，先端渐尖，基部渐狭，边缘反卷，下部的叶较短而宽，顶端的叶渐短而狭。聚伞花序腋生，总花梗长8～15毫米，中部以上着生多数小苞片，花萼绿色，裂片卵状披针形。蓇葖果角状，长约7厘米。种子多数，顶端具白色细茸毛。

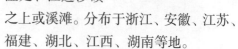

【生境分布】生长于山谷中阴湿处、江边沙碛之上或溪滩。分布于浙江、安徽、江苏、福建、湖北、江西、湖南等地。

【功效主治】降气，消痰，止咳。用于肺气壅实，咳嗽痰多，胸满喘急。

【用量用法】3～10克，煎服，或入丸、散。

【使用注意】咳喘属气虚不归元者，不宜应用。

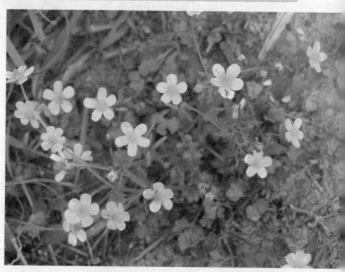

猫爪草

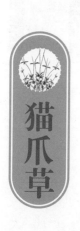

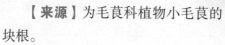

【来源】为毛茛科植物小毛茛的块根。

【植物特征】多年生小草本。幼株疏被灰白色的细柔毛，后变秃净或稍具柔毛。块根肉质，纺锤形，常数个聚集。茎高 5 ~ 15 厘米，具分枝；基生叶为 3 出复叶或 3 深裂，小叶片卵圆形或阔倒卵形，长 0.5 ~ 1.5 厘米，宽 0.5 ~ 1 厘米，先端 3 浅裂或齿裂，基部楔形，有时裂成线形或线状披针形，中央裂片较两侧者略大；具叶柄，柄长 3 ~ 6 厘米，基部扩大，边缘膜质；茎生叶互生，通常无柄，3 裂，裂片线形，长约 1.5 厘米，宽约 1 毫米。花单生于茎端，与叶对生，直径达 1.5 厘米，花柄长 0.5 ~ 2 厘米，有短细毛，萼片 5，长圆形或倒卵形，膜质，绿色，边缘淡黄色，向下反曲，外有细毛；花瓣 5，阔倒卵形，黄色，无毛；雄蕊多数，花药长圆形，纵裂，花丝扁平；心皮多数，离生，丛集于膨大的花托上；柱头短小，单一。聚合果球形；瘦果扁卵形，细小，表面淡棕色，平滑，顶端有短喙。花期 4 ~ 5 月，果期 5 ~ 6 月。

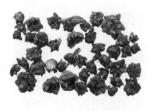

【生境分布】生长于田边、路旁、洼地及山坡草丛中。分布于长江中下游各地。

【功效主治】化痰散结，解毒消肿。用于瘰疬痰核，疔疮肿毒，蛇虫咬伤。

【用量用法】15 ~ 30 克，煎汤，单味药可用至 120 克。外用：适量，捣敷或研末调敷。

清化热痰药

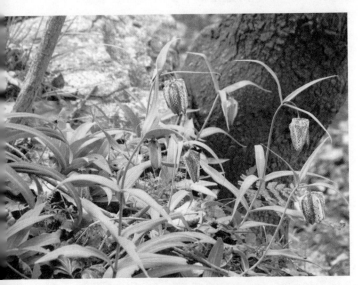

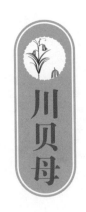

別名
贝壳、川贝、京川、贝母、母贝。

性味归经
苦，甘，微寒。归肺、心经。

川贝母

【来源】为百合科植物川贝母、暗紫贝母、甘肃贝母或梭砂贝母的鳞茎。前三者按不同性状习称"松贝"和"青贝"；后者称"炉贝"。

【植物特征】川贝母为多年生草本，鳞茎圆锥形，茎直立，高 15 ~ 40 厘米。叶 2 ~ 3 对，常对生，少数在中部间有散生或轮生，披针形至线形，先端稍卷曲或不卷曲，无柄。花单生茎顶，钟状，下垂，每花具狭长形叶状苞片3枚，先端多少弯曲呈钩状。花被通常紫色，较少绿黄色，具紫色斑点或小方格，蜜腺窝在背面明显凸出。

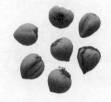

【生境分布】生长于高寒地区、土壤比较湿润的向阳山坡。分布于四川、云南、甘肃等地。

【功效主治】清热润肺，化痰止咳，散结消痈。用于肺热燥咳，干咳少痰，阴虚劳嗽，痰中带血，瘰疬，乳痈，肺痈。

【用量用法】3～10克，煎服。研末服，1～2克。

【使用注意】不宜与川乌、制川乌、草乌、制草乌、附子同用。脾胃虚寒及有湿痰者不宜用。

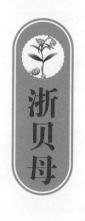

浙贝母

别名 浙贝、珠贝、大贝母、象贝母、元宝贝。

性味归经 苦，寒。归肺、心经。

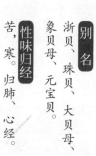

【来源】为百合科植物浙贝母的鳞茎。

【植物特征】多年生草本，鳞茎半球形，茎单一，直立，圆柱形，高50～80厘米。叶无柄，狭披针形至线形，全缘。下部叶对生，中上部的叶常3～5片轮生，先端钩状；上部叶互生，先端常卷须状。花1至数朵，生于茎顶或叶腋，钟形，俯垂；花被淡黄色或黄绿色。蒴果卵圆形，有6条较宽的纵翅，成熟时室背开裂。

【生境分布】

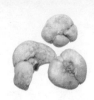

生长于湿润的山脊、山坡、沟边及村边草丛中。原产于浙江象山，现分布于浙江宁波市鄞州区。此外，江苏、安徽、湖南、江西等地亦产。

【功效主治】清热化痰止咳，解毒散结消痈。用于风热咳嗽，痰火咳嗽，肺痈，乳痈，瘰疬，疮毒。

【用量用法】5～10克，煎服。

【使用注意】不宜与川乌、制川乌、草乌、制草乌、附子同用。

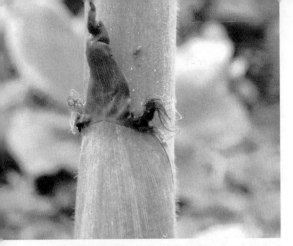

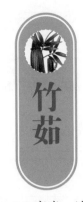

【别名】麻巴、竹皮、青竹茹、竹二青、淡竹茹、淡竹皮茹。

【性味归经】甘，微寒。归肺、胃、心、胆经。

竹茹

【来源】为禾本科植物青秆竹、大头典竹或淡竹的茎的中间层。

【植物特征】单丛生，秆高 6 ~ 8 米，直径 3 ~ 4.5 厘米。节间壁厚，长 30 ~ 36 厘米，幼时被白粉。节稍隆起。分枝常于秆基部第一节开始分出，数枝簇生节上。秆箨早落。箨鞘背面无毛，干时肋纹稍缝起，先端呈不对称的拱形，外侧一边稍下斜至箨鞘全长的 1/10 ~ 1/8。箨耳稍不等大，靠外侧 1 枚稍大，卵形，略波褶，边缘被波曲状刚毛，小的 1 枚椭圆形。箨舌高 2.5 ~ 3.5 毫米，边缘被短流苏毛，片直，呈不对称三角形或狭三角形，基部两侧与耳相连，连接部分宽约 0.5 毫米。叶披针形至狭披针形，长 10 ~ 18 厘米，宽 11 ~ 17 毫米，背面密生短柔毛。

【生境分布】生长于路旁、山坡，也有栽培的。分布于长江流域和南方各省。

【功效主治】清热化痰，除烦，止呕。用于痰热咳嗽，胆火挟痰，惊悸不宁，心烦失眠，中风痰迷，舌强不语，胃热呕吐，妊娠恶阻，胎动不安。

【用量用法】5 ~ 10 克，煎服。生用清化痰热，姜汁炙用止呕。

【使用注意】寒痰咳嗽、胃寒呕吐勿用。

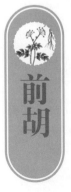

【别名】水前胡、土当归、野当归、鸡脚前胡、野芹菜。

【性味归经】苦，辛，微寒。归肺经。

前胡

【来源】为伞形科植物白花前胡或紫花前胡的根。

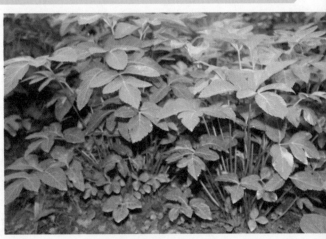

【植物特征】多年生草本，高 30 ~ 120 厘米。主根粗壮，根圆锥形。

茎直立，上部呈叉状分枝。基生叶为二至三回三出式羽状分裂，最终裂片菱状倒卵形，不规则羽状分裂，有圆锯齿；叶柄长，基部有宽鞘，抱茎；茎生叶较小，有短柄。复伞形花序，无总苞片，小总苞片呈线状披针形，花瓣白色。双悬果椭圆形或卵圆形，光滑无毛，背棱和中棱线状，侧棱有窄翅。

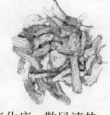

【生境分布】生长于向阳山坡草丛中。前者分布于浙江、河南、湖南、四川等地；后者分布于江西、安徽、湖南、浙江等地。

【功效主治】降气化痰，散风清热。用于痰热喘满，咯痰黄稠，风热咳嗽痰多。

【用量用法】3～10克，煎服。或入丸、散。

【使用注意】阴虚气弱咳嗽者慎服。

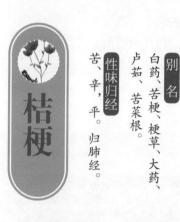

桔梗

性味归经 苦，辛，平。归肺经。

别名 白药、苦梗、梗草、大药、卢茹、苦菜根。

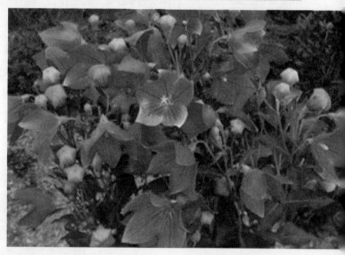

【来源】为桔梗科植物桔梗的根。

【植物特征】多年生草本，体内有白色乳汁，全株光滑无毛。根粗大，圆锥形或有分叉，外皮黄褐色。茎直立，有分枝。叶多为互生，少数对生，近无柄，叶片长卵形，边缘有锯齿。花大形，单生于茎顶或数朵成疏生的总状花序；花冠钟形，蓝紫色，蓝白色，白色，粉红色。蒴果卵形，熟时顶端开裂。

【生境分布】适宜在土层深厚、排水良好、土质疏松而含腐殖质的砂质壤土上栽培。全国大部分地区均有。以东北、华北地区产量较大，华东地区质量较优。

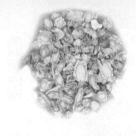

【功效主治】宣肺，利咽，祛痰，排脓。用于咳嗽痰多，胸闷不畅，咽痛音哑，肺痈吐脓。

【用量用法】3～10克，煎服。或入丸、散。

【使用注意】本品性升散，凡气机上逆，呕吐、呛咳、眩晕、阴虚火旺咯血等不宜用，胃、十二指肠溃疡者慎服。用量过大易致恶心呕吐。

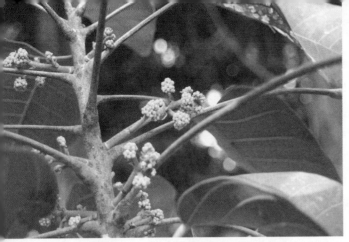

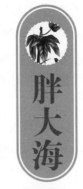

胖大海

【别名】大海榄、大洞果、大海子、安南子

【性味归经】甘，寒。归肺、大肠经。

【来源】为梧桐科植物胖大海的成熟种子。

【植物特征】落叶乔木，高可达40米。单叶互生，叶片革质，卵形或椭圆状披针形，通常3裂，全缘，光滑无毛。圆锥花序顶生或腋生，花杂性同株；花萼钟状，深裂。蓇葖果1～5个，着生于果梗，呈船形，长可达24厘米。种子菱形或倒卵形，深褐色。

【生境分布】生长于热带地区。分布于泰国、柬埔寨、马来西亚、印度尼西亚、越南、印度等国。

【功效主治】清热润肺，利咽开音，润肠通便。用于肺热声哑，干咳无痰，咽喉干痛，热结便秘，头痛目赤。

【用量用法】2～3枚，沸水泡服或煎服。

【使用注意】有感冒者禁用。

海藻

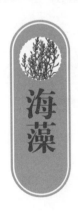

【别名】落首、乌菜、海萝、海藻菜、海带龙

【性味归经】苦、咸，寒。归肝、胃、肾经。

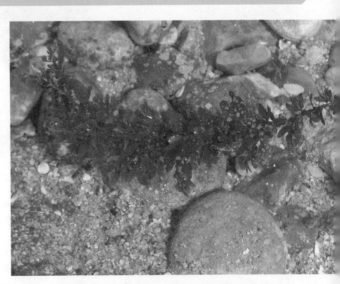

【来源】为马尾藻科植物海蒿子的藻体。习称"大叶海藻"。

【植物特征】多年生褐藻，暗褐色，高30～100厘米。固着器扁平盘状或短圆锥形，直径可达2厘米；主轴圆柱形，幼时短，但逐年增长，两侧有呈钝角或直角的羽状分枝及腋生小枝，幼时其上均有许多短小的刺状突起；叶状突起的形状、大小差异很大，披针形、倒披针形、倒卵形和线形均有，长者可达25厘米，短者只2厘米，宽者可达2.5厘米，有不明显的中脉状突起，并有明显的毛窠斑点，狭者只1毫米，无中脉状突起，也无斑点，全缘或有锯齿。在线形叶状突起的腋部，长出多数具有丝状突起的小枝，生殖托或生殖枝即从丝状突起的腋间生出。气囊生于最终分枝上，有柄，成熟时球形或近于球形，顶端圆或有细尖状凸起，表面有稀疏的毛窠斑点。生殖托

单生或总状排列于生殖小枝上，圆柱形，长3～15毫米或更长，直径约1毫米。

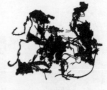

【生境分布】生长于低潮线以下的浅海区域——海洋与陆地交接的地方。分布于辽宁、山东、广东等沿海地区。

【功效主治】消痰软坚散结，利水消肿。用于瘿瘤，瘰疬，睾丸肿痛，痰饮水肿。

【用量用法】6～12克，煎服。

【使用注意】不宜与甘草同用。

昆布

别名　纶布、海带、海昆布、黑昆布。

性味归经　咸，寒。归肝、胃、肾经。

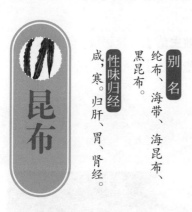

【来源】为海带科植物海带的叶状体。

【植物特征】多年生大型褐藻，植物体成熟时呈带状，长可达6米以上。根状固着器粗纤维状，由数轮叉状分歧的假根组成，假根末端有吸着盘。其上为圆柱状的短柄，长5～15厘米。柄的上部为叶状体，叶状体幼时呈长卵状，后渐伸长呈带状，扁平，长2～6米，宽20～50厘米，坚厚，革质状，中部稍厚，两边较薄，有波状皱褶。生殖期在叶状体两面产生孢子囊。

【生境分布】海带生于较冷的海洋中，多附生于大干潮线以下1～3米深处的岩礁上。

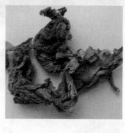

【功效主治】消痰软坚散结，利水消肿。用于瘿瘤，瘰疬，睾丸肿痛，痰饮水肿。

【用量用法】6～12克，煎服。

【使用注意】脾虚便溏及孕妇禁服。本品所含碘化物能使病态的组织崩溃，所以对有活动性肺结核者一般不用。

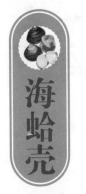

海蛤壳

别名
蛤壳、海蛤、青蛤壳、煅海蛤壳。

性味归经
咸，寒。归肺、胃经。

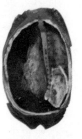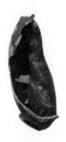

【来源】为帘蛤科动物文蛤或青蛤等的贝壳。

【动物特征】青蛤：贝壳2片，近圆形。壳长36.5～56毫米，高几与长相等，宽度约为长度的2/3。壳顶突出，位于背侧中央，尖端向前方弯曲。无小月面，盾面狭长，全部为韧带所占据，韧带黄褐色，不突出壳面。贝壳表面极凸出，生长线在顶部者细密，不甚显著，至腹面渐粗大，凸出壳面。壳面淡黄色或棕红色。壳内面为白色或淡肉色，边缘具有整齐的小齿。小齿愈近背缘愈大。铰合部狭长而平，左、右壳各具3个主齿。外套痕显明，外套窦深，自腹缘向上方斜伸至贝壳的中心部，后端宽，至前端渐狭，呈楔形。前闭壳肌痕细长，呈半月状，后闭壳肌痕大，椭圆形。足扁平，舌状。

【生境分布】生活于近海的泥沙质海底。我国沿海均有分布。

【功效主治】清肺化痰，软坚散结。

【用量用法】10～15克，煎服。蛤粉宜包煎。

【使用注意】《本草经集注》："蜀漆为之使。畏狗胆、甘遂、芫花。"《本草汇言》："病因热邪痰结气闭者宜之，若气虚有寒，中阳不运而为此证者，切勿轻授。"

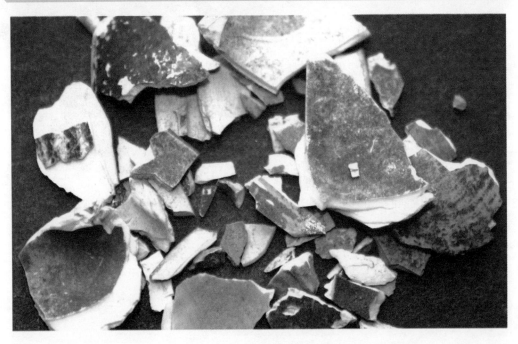

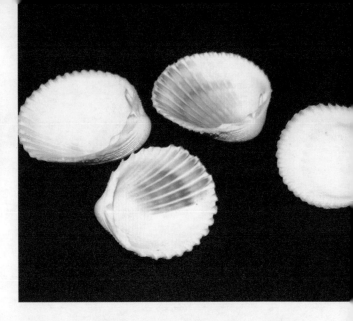

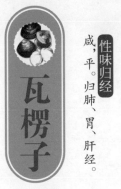

瓦楞子

性味归经
咸，平。归肺、胃、肝经。

别名
蚶壳、魁蛤壳、毛蛤蜊、瓦垄子、蚶子壳、花蚬壳、瓦垄蛤皮。

【来源】为蚶科动物毛蚶、泥蚶或魁蚶的贝壳。

【动物特征】毛蚶：成体壳长 4～5厘米，壳面膨胀呈卵圆形，两壳不等，壳顶突出而内卷且偏于前方；壳面放射肋 30～44 条，肋上显出方形小结节；铰合部平直，有齿约 50 枚；壳面白色，被有褐色绒毛状表皮。

泥蚶：贝壳极坚厚，卵圆形。两壳相等，极膨胀，尖端向内卷曲。韧带面宽、角质、有排列整齐的纵纹。壳表放射肋发达，肋上具颗粒状结节，故又名粒蚶。壳石灰白色，生长线明显。壳内面灰白色，无珍珠质层。铰合部直，具细而密的片状小齿。前闭壳肌痕呈三角形，后闭壳肌痕呈四方形。泥蚶血液中含有泥蚶血红素，呈红色，因而又称血蚶。

魁蚶：大型蚶，壳高达 8 厘米，长 9厘米，宽 8 厘米。壳质坚实且厚，斜卵圆形，极膨胀。左右两壳近相等。背缘直，两侧呈钝角，前端及腹面边缘圆，后端延伸。壳面有放射肋 42～48 条，以 43 条者居多。放射肋较扁平，无明显结节或突起。同心生长轮脉在腹缘略呈鳞片状。壳面白色，被棕色绒毛状壳皮，有的肋沟呈黑褐色。壳内面灰白色，其壳缘有毛、边缘具齿。铰合部直，铰合齿约 70 枚。

【生境分布】毛蚶生活于浅海泥沙底，尤其喜在有淡水流入的河口附近。泥蚶生活于浅海软泥滩中。魁蚶生活于潮下带 5 米至 10～30 米深的软泥或泥沙质海底。产于各地沿海地区。

【功效主治】消痰化瘀，软坚散结，制酸止痛。用于顽痰胶结，黏稠难咯，瘿瘤，瘰疬，癥瘕痞块，胃痛泛酸。

【用量用法】9～15 克，煎服。宜打碎先煎。研末服，每次 1～3 克，生用消痰散结；煅用制酸止痛。

【使用注意】《本草用法研究》："无瘀血痰积者勿用。"

止咳平喘药

ZHI KE PING CHUAN YAO

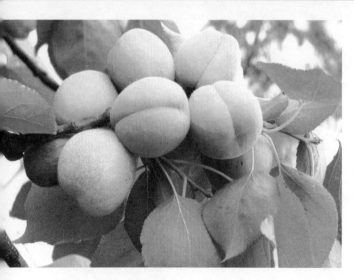

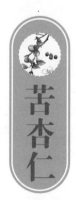

苦杏仁

别名

杏仁、杏子、北杏、木落子、光北杏、光中杏。

性味归经

苦，微温；有小毒。归肺、大肠经。

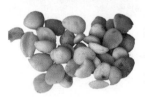

【来源】为蔷薇科植物山杏西伯利亚杏东北杏或杏的成熟种子。

【植物特征】

落叶乔木，高达10米。叶互生，广卵形或卵圆形，先端短尖或渐尖，基部阔楔形或截形，边缘具细锯齿或不明显的重锯齿；叶柄多带红色，近基部有2腺体。花单生，先叶开放，几无花梗；萼筒钟状，带暗红色，萼片5，裂片比萼筒稍短，花后反折；花瓣白色或粉红色。核果近圆形，果肉薄，种子味苦。核坚硬，扁心形，沿腹缝有沟。

【生境分布】多栽培于低山地或丘陵山地。主产于我国东北、内蒙古、华北、西北、新疆及长江流域。

【功效主治】降气止咳平喘，润肠通便。用于咳嗽气喘，胸满痰多，肠燥便秘。

【用量用法】5～10克，煎服。宜打碎入煎，生品入煎剂宜后下；或入丸、散。

【使用注意】阴虚咳喘及大便溏泻者忌用。内服不宜过量，以免中毒，婴儿慎用。

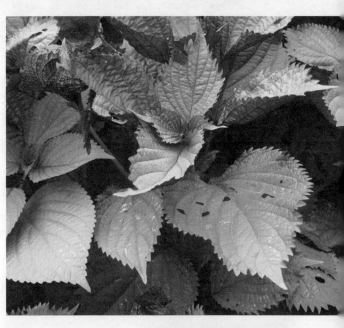

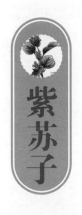

紫苏子

别名：苏子、红苏子、铁苏子、香苏子、野麻子、黑苏子。

性味归经：辛，温。归肺经。

【来源】为唇形科植物紫苏的成熟果实。

【植物特征】一年生直立草本，高1米左右，茎方形，紫或绿紫色，上部被有紫或白色毛。叶对生，有长柄；叶片皱，卵形或卵圆形，先端突出或渐尖，基部近圆形，边缘有粗锯齿，两面紫色或仅下面紫色，两面疏生柔毛，下面有细腺点。总状花序顶生或腋生，稍偏侧；苞片卵形，花萼钟形，外面下部密生柔毛；花冠二唇形，红色或淡红色。小坚果倒卵形，灰棕色。

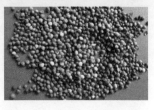

【生境分布】生长于山坡、溪边、灌丛中。分布于江苏、安徽、河南等地。

【功效主治】降气化痰，止咳平喘，润肠通便。用于痰壅气逆，咳嗽气喘，肠燥便秘。

【用量用法】3～10克，煎服。煮粥食或入丸、散。

【使用注意】阴虚喘咳及脾虚便溏者慎用。

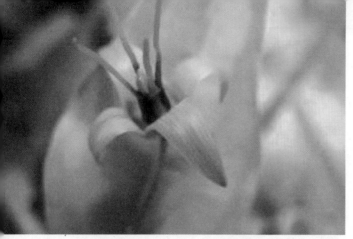

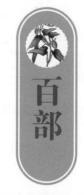

百部

【别名】嗽药、百条根、药虱药、山百根、野天门冬。

【性味归经】甘、苦，微温。归肺经。

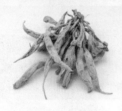

【来源】为百部科植物直立百部块根。

【植物特征】多年生草本，高30～60厘米。茎直立，不分枝，有纵纹。叶常3～4片轮生，偶为5片；卵形、卵状椭圆形至卵状披针形，长3.5～5.5厘米，宽1.8～3.8厘米，先端急尖或渐尖，基部楔形，叶脉通常5条，中间3条特别明显；有短柄或几无柄。花腋生，多数生于近茎下部呈鳞片状的苞腋间；花梗细长，直立或斜向上。花期3～4月。

【生境分布】生长于阳坡灌木林下或竹林下。分布于安徽、江苏、湖北、浙江、山东等地。

【功效主治】润肺下气止咳，杀虫灭虱。用于新久咳嗽，肺痨咳嗽，顿咳；外用于头虱，体虱，蛲虫病，阴痒。蜜百部润肺止咳。用于阴虚劳嗽。

【用量用法】3～9克，煎服。外用：适量，水煎或酒浸。久咳虚嗽宜蜜炙用。

【使用注意】易伤胃滑肠，脾虚便溏者慎服。本品且有小毒，服用过量，可引起呼吸中枢麻痹。

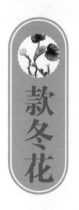

款冬花

【别名】冬花、款花、九九花、看灯花、艾冬花。

【性味归经】辛、微苦，温。归肺经。

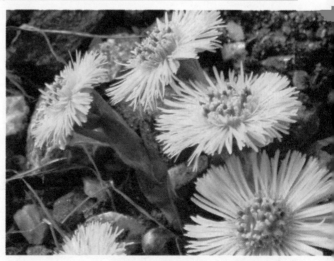

【来源】为菊科植物款冬的花蕾。

【植物特征】多年生草本，高10～25厘米。叶基生，具长柄，叶片圆心形，先端近圆或钝尖，基部心形，边缘有波状疏齿，下面密生白色茸毛。花冬季先叶开放，花茎数个，被白茸毛；鳞状苞叶椭圆形，淡紫褐色；头状花序单一顶生，黄色，外具多数被茸毛的总苞片，边缘具多层舌状花，雌性，中央管状花两性。

【生境分布】栽培或野生于河边、沙地。栽培与野生均有。分布于河南、甘肃、山西、陕西等地。

【使用注意】大便溏泄者不宜用。

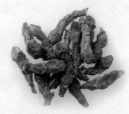

【功效主治】润肺下气，止咳化痰。用于新久咳嗽，喘咳痰多，劳嗽咳血。

【用量用法】5～10克，煎服。外感暴咳宜生用，内伤久咳宜炙用。

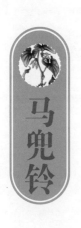

马兜铃

性味归经 苦，微寒。归肺、大肠经。

别名 兜苓、臭铃铛、都淋藤、水马香果。

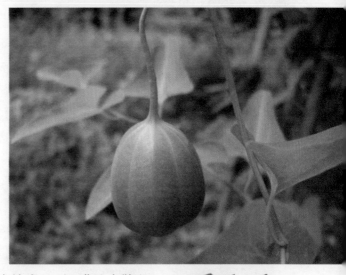

【来源】为马兜铃科植物北马兜铃或马兜铃的成熟果实。

【植物特征】多年生缠绕草本，基部木质化，全株无毛。根细长，在土下延伸，到处生苗。叶三角状椭圆形至卵状披针形，顶端短尖或钝，基部两侧有圆形的耳片。花单生于叶腋；花柄长约1厘米，花被管状或喇叭状，略弯斜，基部膨大呈球形，中部收缩呈管状，缘部卵状披针形，上部暗紫色，下部绿色。

【生境分布】生长于郊野林缘、路边、灌丛中散生。前者分布于黑龙江、吉林、河北等地；后者分布于山东、江苏、安徽、浙江等地。

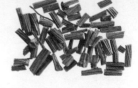

【功效主治】清肺降气，止咳平喘，清肠消痔。用于肺热喘咳，痰中带血，肠热痔血，痔疮肿痛。

【用量用法】3～9克，煎服。外用：适量，煎汤熏洗。一般生用，肺虚久咳者炙用。

【使用注意】本品含马兜铃酸，可引起肾脏损害等不良反应；儿童及老人慎用；孕妇、婴幼儿及肾功能不全者禁用。

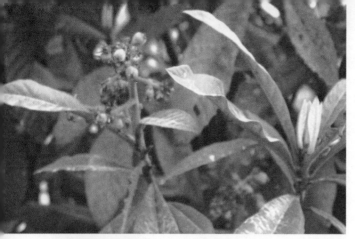

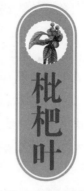

枇杷叶

别名 杷叶、巴叶、无忧扇、芦桔叶。

性味归经 苦,微寒。归肺、胃经。

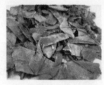

【来源】为蔷薇科植物枇杷的叶。

【植物特征】本植物为常绿小乔木,小枝密生锈色茸毛。叶互生。革质,具短柄或近无柄;叶片长倒卵形至长椭圆形,边缘上部有疏锯齿;表面多皱,深绿色,背面及叶柄密被锈色茸毛。圆锥花序顶生,长7~16厘米,具淡黄色茸毛;花芳香,萼片5,花瓣5,白色;雄蕊20;子房下位,柱头5,离生。梨果卵圆形、长圆形或扁圆形,黄色至橙黄色,果肉甜。种子棕褐色,有光泽,圆形或扁圆形。叶柄短,被棕黄色茸毛。

叶片革质,呈长椭圆形或倒卵形,长12~28厘米,宽3~9厘米。先端尖,基部楔形,边缘基部全缘,上部有疏锯齿。上表面灰绿色、黄棕色或红棕色,有光泽;下表面色稍浅,淡灰色或棕绿色,密被黄色茸毛。主脉显著隆起,侧脉羽状。

【生境分布】常栽种于村边、平地或坡边。全国大部分地区均有栽培。分布于广东、江苏、浙江、福建、湖北等地。

【功效主治】清肺止咳,降逆止呕。用于肺热咳嗽,气逆喘急,胃热呕逆,烦热口渴。

【用量用法】6~10克,煎服。止咳宜炙用,止呕宜生用。

【使用注意】入药须去毛。风寒咳嗽或胃寒呕吐慎服。

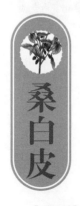

桑白皮

别名 桑皮、桑根皮、白桑皮、桑根白皮。

性味归经 甘,寒。归肺经。

【来源】为桑科植物桑的根皮。

【植物特征】落叶灌木或小乔

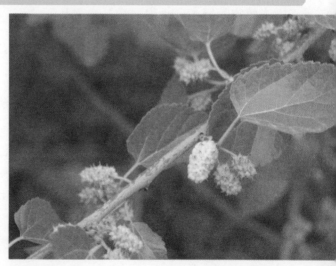

木，高达 15 米。树皮灰黄色或黄褐色；幼枝有毛。叶卵形或阔卵形，顶端尖或钝，基部圆形或近心形，边缘有粗锯齿或多种分裂，表面无毛有光泽，背面绿色，脉上有疏毛，腋间有毛；叶柄长 1 ~ 2.5厘米。花单性异株，穗状花序。聚花果（桑葚），黑紫色或白色。

【生境分布】生长于丘陵、山坡、村旁、田野等处，多为人工栽培。全国大部分地区均产，分布于安徽、河南、浙江、江苏、湖南等地。

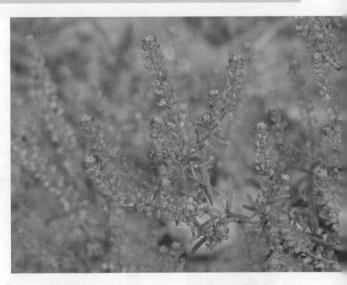

【功效主治】泻肺平喘，利水消肿。用于肺热喘咳，水肿胀满尿少，面目肌肤浮肿。

【用量用法】6 ~ 12克，煎服。泻肺利水，平肝清火宜生用；肺虚咳嗽宜蜜炙用。

【使用注意】肺虚无火喘嗽慎服。

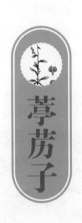

葶苈子

别名 丁历、大适、大室、辣辣菜、北葶苈子、甜葶苈子。

性味归经 辛、苦，大寒。归肺、膀胱经。

【来源】为十字花科植物独行菜的成熟种子。

【植物特征】一年生或两年生矮小草本，高5 ~ 30厘米。叶不分裂，基部有耳，边缘有稀疏齿状缺裂。总状花序长，花小。角果卵状椭圆形，扁平，成熟时自中央开裂，假隔膜薄膜质。

【生境分布】生长于路旁、沟边或山坡、田野。前者称"北葶苈"，分布于河北、辽宁、内蒙古、吉林等地；后者称"南葶苈"，分布于江苏、山东、安徽、浙江等地。

【功效主治】泻肺平喘，利水消肿。用于痰涎壅肺，喘咳痰多，胸胁胀满，不得平卧，胸腹水肿，小便不利。

【用量用法】3 ~ 10克，煎服，包煎。

【使用注意】不宜久服。本品性泄利易伤正，故凡肺虚喘促、脾虚肿满、膀胱气虚、小便不利者均当忌用。或可配伍补脾益气药同用。

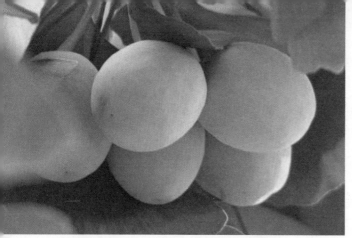

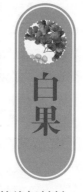
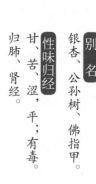

【来源】 为银杏科植物银杏的成熟种子。

【植物特征】 落叶乔木，高至数丈。叶扁圆，鸭脚形，叶脉平行，至秋则变黄色而脱落。结果如杏桃状，生时青色、熟呈淡黄色，核有两棱或三棱，中有绿白色仁肉，霜降后采集。其树质肌理白腻，为雕刻的绝好材料。

【生境分布】 生长于海拔500～1000米的酸性土壤，排水良好地带的天然林中。全国各地均有栽培。分布于广西、四川、河南、山东、湖北。

【功效主治】 敛肺定喘，止带缩尿。用于痰多喘咳，带下白浊，遗尿尿频。

【用量用法】 5～10克，煎服，捣碎。

【使用注意】 生食有毒。本品不可多用，小儿尤当注意。过食白果可致中毒，出现腹痛、吐泻、发热、紫绀以及昏迷、抽搐，严重者可致呼吸麻痹而死亡。

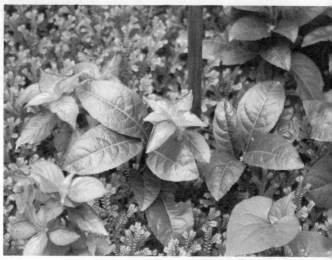

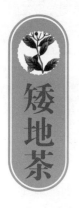

矮地茶

别名 不出林、老勿大、平地木、紫金牛、叶底珠。

性味归经 辛、微苦，平。归肺、肝经。

【来源】 为紫金牛科常绿亚灌木平地木的全株，又名紫金牛。

【植物特征】 常绿小灌木，高10～30厘米。地下茎作匍匐状，具有纤细的不定根。茎单一，圆柱形，径约2毫米，表面紫褐色，有细条纹，具有短腺毛。叶互生，通常3～4叶集生于茎梢，呈轮生状；叶柄长5～10毫米，密被短腺毛，无托叶，叶片椭圆形。花着生于茎梢或顶端叶腋，2～6朵集呈伞形，花两性，花冠白色或淡红色。核果球形，径 5 ~ 10 毫米，熟时红色。

【生境分布】生长于谷地、林下、溪旁阴湿处。分布于长江流域以南各地区。

【功效主治】化痰止咳，清利湿热，活血化瘀。用于新久咳嗽，喘满痰多，湿热黄疸，经闭瘀阻，风湿痹痛，跌打损伤。

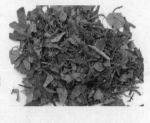

【用量用法】15 ~ 30 克，煎服。

【使用注意】服用本品或矮地茶素片，少数患者有胃脘部不适等消化道反应。

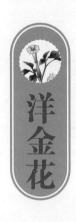

洋金花

性味归经

辛，温；有毒。归肺、肝经。

别名

虎茄花、胡茄花、风茄花、洋喇叭花、曼陀罗花。

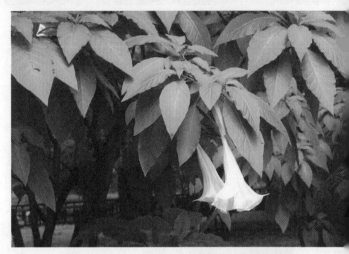

【来源】为茄科植物白曼陀罗的花。

【植物特征】一年生草本，高 0.5 ~ 2 米，全体近于无毛。茎上部呈二歧分枝。单叶互生，上部常近对生，叶片卵形至广卵形，先端尖，基部两侧不对称，全缘或有波状短齿。花单生于枝的分杈处或叶腋间；花萼筒状，黄绿色，先端 5 裂，花冠大漏斗状，白色，有 5 角棱，各角棱直达裂片尖端；雄蕊 5 枚，贴生于花冠管；雄蕊 1 个，柱头棒状。蒴果表面具刺，斜上着生，成熟时由顶端裂开，种子宽三角形。花常干缩呈条状，长 9 ~ 15 厘米，外表面黄棕或灰棕色，花萼常除去。完整的花冠浸软后展开，呈喇叭状，顶端 5 浅裂，裂开顶端有短尖。

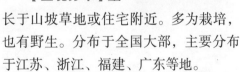

【生境分布】生长于山坡草地或住宅附近。多为栽培，也有野生。分布于全国大部，主要分布于江苏、浙江、福建、广东等地。

【功效主治】平喘止咳，解痉定痛。用于哮喘咳嗽，脘腹冷痛，风湿痹痛，小儿慢惊；外科麻醉。

【用量用法】0.3 ~ 0.6 克，内服。宜入丸、散剂；作卷烟吸，一日量不超过 1.5 克。外用：适量，煎汤洗或研末外敷。

【使用注意】本品有毒，应控制剂量。外感及痰热咳喘、青光眼、高血压、心动过速者禁用；孕妇、体弱者慎用。

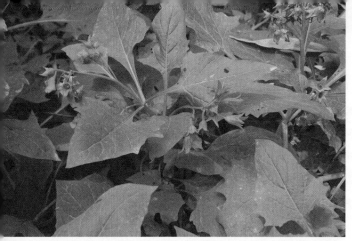

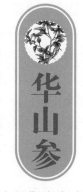

华山参

别名
秦参、热参、二月旺、白毛参、大紫参。

性味归经
甘、微苦，温；有毒。归肺、心经。

【来源】为茄科植物漏斗泡囊草的根。

【植物特征】多年生草本，高20～60厘米。根粗壮，肉质，锥状圆柱形。茎直立，被毛，常数茎丛生。叶互生，卵形、宽卵形或三角状宽卵形，长3～7厘米，基部楔形下延，有时近截形或浅心形，全缘或微波状；叶柄长5～6厘米。伞房花序顶生或腋生；花梗长达7厘米，密生白色茸毛；花萼钟形，裂片5，长椭圆形或长三角形，边缘及外面具白色茸毛，在果期膨大成球状的囊，花冠黄绿色，或边缘呈黄绿色，边缘以下呈紫褐色，裂片5，广卵形至三角形，花冠外面及边缘具茸毛；雄蕊5，着生于花冠管内下方；子房2室，花柱丝状。花期3～5月，果期5～6月。

【生境分布】生长于山坡、沟谷。产于山西、陕西、河南。分布于秦岭华山。

【功效主治】温肺祛痰，平喘止咳，安神镇惊。用于寒痰喘咳，惊悸失眠。

【用量用法】0.1～0.2克，煎服。或制成喷雾剂吸入，也可制成片剂。

【使用注意】不宜多服、久服，以免中毒。青光眼患者禁用。孕妇慎用，前列腺极度肥大者慎用。忌铁器、五灵脂、皂荚、黑豆、卤水、藜芦等。

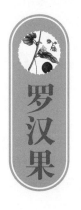

罗汉果

别名
拉汗果，金不换、假苦瓜、光果木鳖。

性味归经
甘，凉。归肺、大肠经。

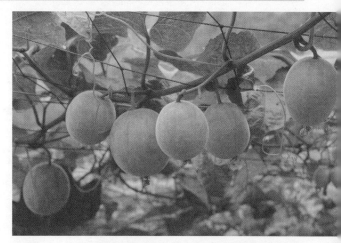

【来源】为葫芦科植物罗汉果的果实。

【植物特征】一年生草质藤本，长2～5米。根块状，茎纤细，具纵棱，暗紫色，被白色或黄色柔毛。卷须2分杈。叶互生，叶柄长2~7厘米，稍扭曲，被短柔毛；叶片心状卵形，膜质，先端急尖或渐尖，基部耳状心形，全缘，两面均被白色柔毛，背面尚有红棕色腺毛。花单性，雌雄异株；雄花腋生，数朵排成总状花序，长达12厘米，花萼漏斗状，被柔毛。种子淡黄色，扁长圆形，边缘具不规则缺刻，中央稍凹。

【生境分布】生长于海拔300~500米的山区；有栽培。分布于广西、江西、广东等地。

【功效主治】清热润肺，利咽开音，滑肠通便。用于肺火燥咳，咽痛失音，肠燥便秘。

【用量用法】9~15克，煎服。或开水泡服。

【使用注意】脾胃虚寒者忌服。

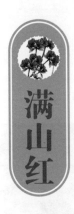

别名

映山红、山崩子、迎山红、靠山红。

性味归经

辛、苦，寒。归肺、脾经。

满山红

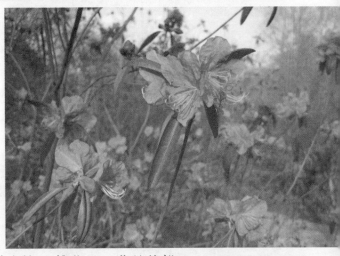

【来源】为杜鹃花科半常绿灌木植物兴安杜鹃的叶。

【植物特征】多年生常绿灌木，高1~2米。多分枝，质脆；小枝细而弯曲，暗灰色；幼枝褐色，有毛。叶互生，多集生于枝顶；近革质；卵状长圆形或长圆形，长1~5厘米，宽1~1.5厘米，冬季卷成长筒状，揉后有香气，先端钝，或因中脉突出成硬尖，基部楔形，全缘，上面深绿色，散生白色腺鳞，下面淡绿色，有腺鳞。花1~4朵生于枝顶，先叶开放，紫红色；萼片小，有毛，花冠漏斗状；

雄蕊10，花丝基部有柔毛，子房壁上有白色腺鳞，花柱比花瓣长，宿存。蒴果长圆形，由顶端开裂。花期5~6月，果期7~8月。

【生境分布】生长于山脊、山坡及林内酸性土壤上。分布于黑龙江、吉林、新疆等地。

【功效主治】止咳祛痰。用于咳嗽气喘痰多。

【用量用法】25~50克，水煎服；6~12克，用40%乙醇浸服。

【使用注意】服本品有时可有恶心、呕吐、心悸等反应。肝功能异常患者慎用。

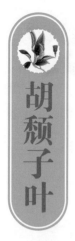

胡颓子叶

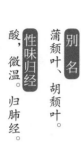

别名
蒲颓叶、胡颓叶。

性味归经
酸，微温。归肺经。

【来源】为胡颓子科植物胡颓子的叶。

【植物特征】常绿灌木，高达4米，通常具刺。枝开展，小枝褐色。叶厚革质，椭圆至长圆形，长4～10厘米，宽2～5厘米，先端尖或钝，基部圆形，边缘通常波状，上面初有鳞片，后即脱落。下面初具银白色鳞片，后渐变褐色鳞片；叶柄长6～12毫米，褐色。花1～3朵或4朵簇生，银白色，下垂，长约1厘米，有香气；花被筒圆筒形或漏斗形，筒部在子房上部突狭细，先端4裂；雄蕊4；子房上位，花柱无毛，柱头不裂。果实椭圆形，长约1.5厘米，被锈色鳞片，成熟时棕红色。花期10～11月，果熟期翌年5月。

【生境分布】生长于海拔1000米以下的向阳山坡或路旁。全国大部分地区均有分布，多为栽培。分布于陕西、江苏、安徽、浙江、江西等地。

【功效主治】平喘止咳，止血，解毒。

【用量用法】9～15克，煎汤，或研末。外用，适量捣敷，或煎水熏洗。

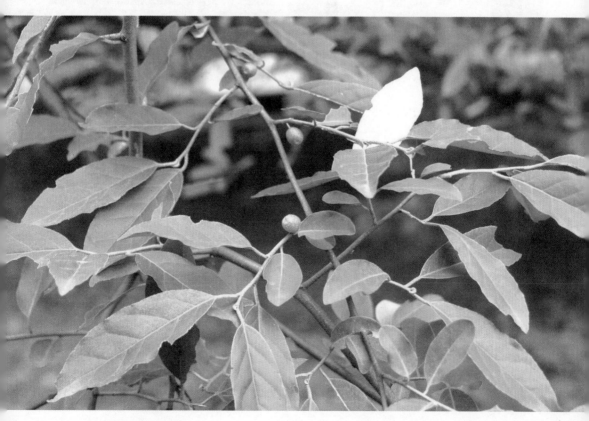

安神药
— AN SHEN YAO —

重镇安神药

琥珀

别名
虎珀、老琥珀、血琥珀、琥珀屑。

性味归经
甘,平。归心、肝、膀胱经。

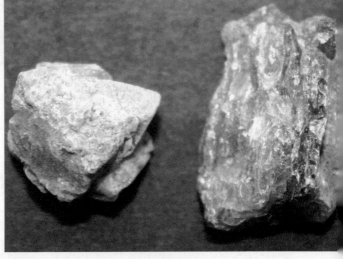

【来源】为古代松科植物,如枫树、松树的树脂埋藏地下经年久转化而成的化石样物质。

【矿物特征】多呈不规则的粒状、块状、钟乳状及散粒状,有时内部包含着植物或昆虫的化石。颜色为黄色、棕黄色及红黄色,条痕白色或淡黄色,具松脂光泽,透明至不透明。断口贝壳状极为显著,硬度2~2.5,比重1.05~1.09,性极脆,摩擦带电。

【生境分布】产于黏土层、砂层、煤层及沉积岩内。分布于广西、云南、河南、辽宁等地。

【功效主治】镇惊安神,活血散瘀,利尿通淋。

【用量用法】研末冲服,或入丸、散,每次1.5~3克。外用:适量。不入煎剂。忌火煅。

【使用注意】阴虚内热及无瘀滞者忌服。

养心安神药

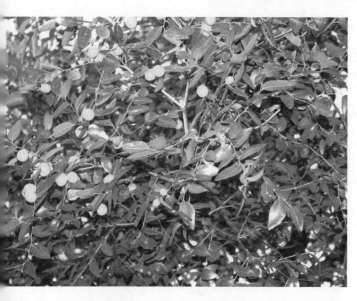

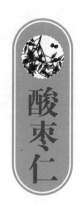

酸枣仁

别名 山枣、刺枣、酸枣子、酸枣核。

性味归经 甘、酸,平。归肝、胆、心经。

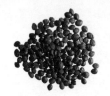

【来源】为鼠李科植物酸枣的干燥成熟种子。

【植物特征】落叶灌木或小乔木,枝上有两种刺:一为针状直形,长1~2厘米;一为向下反曲,长约5毫米。单叶互生,叶片椭圆形至卵状披针形,托叶细长,针状。花黄绿色,2~3朵簇生叶腋,花梗极短。核果近球形,先端尖,具果柄,熟时暗红色。

【生境分布】生长于阳坡或干燥瘠土处,常形成灌木丛。分布于河北、陕西、辽宁、河南、山西、山东、甘肃等地。

【功效主治】养心补肝,宁心安神,敛汗,生津。用于虚烦不眠,惊悸多梦,体虚多汗,津伤口渴。

【用量用法】10~15克,煎服。研末吞服,每次1.5~2克,本品炒后质脆易碎,便于煎出有效成分,可增强疗效。

【使用注意】肠滑泄泻、心脾实热、感冒风寒者不宜服用。

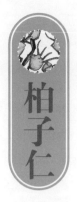

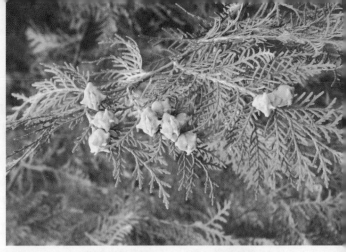

柏子仁

别名 柏子、柏实、柏仁、柏树子、侧柏子。

性味归经 甘，平。归心、肾、大肠经。

【来源】为柏科植物侧柏的干燥成熟种仁。

【植物特征】常绿乔木，高达20米，直径可达1米。树冠圆锥形，分枝多，树皮红褐色，呈鳞片状剥落。小枝扁平，呈羽状排列。叶十字对生，细小鳞片状，紧贴于小枝上，亮绿色，端尖，背有凹陷的腺体1个。种子椭圆形，无刺，淡黄色，质柔软，长0.5厘米，径0.3厘米。花期4月，果期9～10月。

【生境分布】

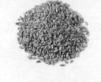

喜生长于湿润肥沃的山坡。分布于山东、河南、河北，此外陕西、湖北、甘肃、云南等地亦产。

【功效主治】养心安神，润肠通便，止汗。用于阴血不足，虚烦失眠，心悸怔忡，肠燥便秘，阴虚盗汗。

【用量用法】3～10克，煎服。大便溏者宜用柏子仁霜代替柏子仁。

【使用注意】便溏及多痰者慎用。

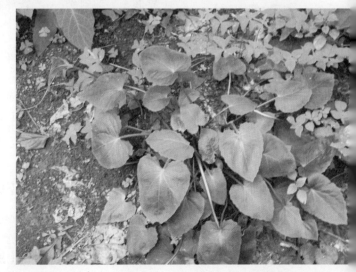

缬草

别名 满山香、拔地麻。

性味归经 辛、甘，温。归心、肝经。

【来源】为败酱科植物缬草的根及根茎。

【植物特征】多年生草本，高100～150厘米。茎直立，有纵条纹，具纺锤状根茎或多数细长须根。基生叶丛出，长卵形，为单数羽状复叶或不规则深裂，小叶片9～15，顶端裂片较大，全缘或具少数锯齿，叶柄长，基部呈鞘状；茎生叶对生，无柄抱茎，单数羽状全裂，裂片每边4～10，披针形，全缘或具不规则粗齿；向上叶渐小。伞房花序顶生，排列整齐；花小，白色或紫红色；小苞片卵状披针形，具纤毛；花萼退化；花冠管状，长约5毫米，5裂，裂片长圆形；

雄蕊3，较花冠管稍长；子房下位，长圆形。蒴果光滑，具1种子。花期6～7月，果期7～8月。

【生境分布】生长于山坡草地，适于酸性肥沃土壤。分布于陕西、贵州等地。

【功效主治】安神，理气，活血止痛。

【用量用法】3～6克，煎服。外用：适量。

【使用注意】体弱阴虚者慎用。

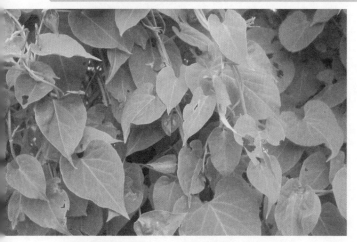

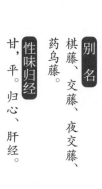

别名 棋藤、交藤、夜交藤、药乌藤。

性味归经 甘，平。归心、肝经。

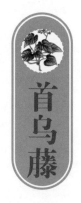

首乌藤

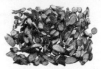

【来源】为蓼科植物何首乌的干燥藤茎。

【植物特征】多年生缠绕草本。根细长，末端呈肥大的块根，外表红褐色至暗褐色。茎基部略呈木质，中空。叶互生，具长柄，叶片狭卵形或心形，长4～8厘米，宽2.5～5厘米，先端渐尖，基部心形或箭形，全缘或微带波状，上面深绿色，下面浅绿色，两面均光滑无毛。托叶膜质，鞘状，褐色，抱茎，长5～7毫米。花小，直径约2毫米，多数，密聚成大型圆锥花序，小花梗具节，基部具膜质苞片；花被绿白色，花瓣状，5裂，裂片倒卵形，大小不等，外面3片

的背部有翅；雄蕊8，比花被短；雌蕊1，子房三角形，花柱短，柱头3裂，头状。瘦果椭圆形，有3棱，长2～3.5毫米，黑色光亮，外包宿存花被，花被呈明显的3翅，成熟时褐色。花期10月，果期11月。

【生境分布】生长于草坡、路边、山坡石隙及灌木丛中。分布于河南、湖南、湖北、江苏、浙江等地。

【功效主治】养血安神，祛风通络。用于失眠多梦，血虚身痛，风湿痹痛，皮肤瘙痒。

【用量用法】9～15克，煎服。外用：适量，煎水洗患处。

【使用注意】躁狂属实火者慎服。